La lombalgie en 2007 : aspects pratiques

Springer

Paris
Berlin
Heidelberg
New York
Hong Kong
Londres
Milan
Tokyo

Jean-Claude Goussard
Samy Bendaya

La lombalgie en 2007 : aspects pratiques

Springer

Jean-Claude Goussard

Médecine physique et réadapation
24, rue George Sand
75016 Paris

Samy Bendaya

Service de rééducation neurologique
Hôpital Robert-Ballanger
93602 Aulnay-sous-Bois

ISBN-13 : 978-287-72103-8 Springer Paris Berlin Heidelberg New York

Springer-Verlag France est membre du groupe Springer Science + Business Media

SPIN: 12054237

Maquette de couverture : Nadia Ouddane

Liste des auteurs

Baeza Joseph
Service de médecine physique et de réadaptation
Groupe Ahnac
62110 Hénin-Beaumont

Bossard Philippe
Centre d'imagerie
30, avenue d'Eylau
75116 Paris

Cadoret Alain
Médecine physique et de réadaptation
71, rue de Starnberg
35800 Dinard

Carzon Jacques
Médecine physique et de réadaptation
Expert près la cour d'appel de Paris
Clinique du Landy
93400 Saint-Ouen

Chane Teng Daniel
Centre Jeanne-d'Arc
Le Port
974 La Réunion

Delahaye Hervé
Service de médecine et de réadaptation
Centre l'Espoir
25, Pavé du Moulin
59260 Lille-Hellemmes

Dreyfus Bernard
Médecin-légiste,médecin expert
médecin-conseil, président de l'ANAMEVA
Association nationale des médecins-conseils
de victimes d'accidents
39, avenue Kléber
75116 Paris

Lecacheux Jean
Médecine physique et de réadaptation
55, rue Jean-Jaurès
27500 Pont-Audemer

Lazennec Jean-Yves
Hôpital La Pitié-Salpêtrière
service de chirurgie orthopédique
47, boulevard de l'Hôpital
75013 Paris

Maigne Jean-Yves
Service de médecine physique
101, avenue de Villiers
75017 Paris

Mercusot Anne
Technicienne experte en grand appareillage
Centre national d'appareillage de Rouen
Ministère de la Défense
Centre administratif
2, rue Saint-Sever
76000 Rouen

Missenard Gilles
Chirurgien orthopédique
Clinique Arago
95, boulevard Arago
75014 Paris

Nys Alain
Service de médecine physique et de réadaptation
Hôpital Américain de Paris
63, boulevard Victor-Hugo - BP 109
92202 Neuilly-sur-Seine

Pascal-Mousselard Hugues
Service de chirurgie orthopédique
Hôpital La Pitié-Salpêtrière
47-83, boulevard de l'Hôpital
75013 Paris

Rannou François
Service de rééducation et de réadaptation
Hôpital Cochin
Université René-Descartes
27, rue du Faubourg-Saint-Jacques
75014 Paris

Et Inserm U 747, laboratoire de pharmacologie,
toxicologie et signalisation moléculaire
Université René-Descartes
75006 Paris

Ricart Olivier
Service de chirurgie orthopédique
Hôpital de la Pitié-Salpêtrière
47-83, boulevard de l'Hôpital
75013 Paris

Rousseau Marc-Antoine
Service de chirurgie orthopédique
Hôpital de la Pitié-Salpêtrière
47-83, boulevard de l'Hôpital
75013 Paris

Saillant Gérard
Service de chirurgie orthopédique
Hôpital de la Pitié-Salpêtrière
47-83, boulevard de l'Hôpital
75013 Paris

Sautreuil Patrick
Centre régional d'appareillage
Ministère de la Défense
10, avenue du Val-de-Fontenay
94135 Val-de-Fontenay et
Service de rééducation neuro-orthopédique
Hôpital Rothschild
33, boulevard de Picpus
75012 Paris

Stérin Patrick
Centre d'imagerie
30, avenue d'Eylau
75116 Paris

Thoumie Philippe
Service de rééducation neuro-orthopédique
Hôpital Rothschild
33, boulevard de Picpus
75012 Paris

Vandermeersch Thierry
Technicien expert en grand appareillage orthopédique
Centre régional d'appareillage
Ministère de la Défense
10, avenue du Val-de-Fontenay
94135 Val-de-Fontenay

Vanvelcenaher Jacques
Service de médecine physique
et de réadaptation
Centre l'Espoir
25, Pavé du Moulin
59260 Lille-Hellemmes

Vautravers Philippe
Service de médecine physique et de réadaptation
Hôpitaux Universitaires
67098 Strasbourg Cedex

Zeitoun Frédéric
Centre d'imagerie
30, avenue d'Eylau
75116 Paris

SOMMAIRE

Avant-propos

J.-C. Goussard et S. Bendaya

La lombalgie est un symptôme fréquent, qui peut relever de causes diverses : viscérales, secondaires (symptômatiques), psychosomatiques, ou mécaniques communes; les plus fréquentes.

Ce symptôme nécessite une grande vigilance de la part du praticien consulté.

Avant d'arriver au diagnostic de lombalgie mécanique commune, l'examen clinique est de la plus haute importance. Il doit comporter un interrogatoire minutieux et approfondi, suivi d'un examen physique rigoureux, précis et complet. Il sera repris autant de fois que nécessaire.

Son but est, autant que possible, de déceler la lésion anatomique ou le trouble fonctionnel responsable de la douleur, de l'objectiver au mieux afin de mettre en œuvre le traitement le mieux adapté à chaque cas.

Les examens complémentaires, et en particulier les grands progrès de l'imagerie, sont une aide précieuse pour le clinicien, tant pour le diagnostic positif lésionnel que pour le diagnostic différentiel, ou pour orienter la thérapeutique.

Les apports récents de la recherche fondamentale et clinique sur l'atteinte discale, sur son rôle et sa place dans l'apparition et l'évolution des symptômes seront à l'origine de nouvelles perspectives thérapeutiques.

Les thérapeutiques proposées sont nombreuses dans ce domaine, qu'elles soient officielles ou confidentielles, voire empreintes d'ésotérisme (plus les théories sont obscures, plus l'attirance de certains patients est grande). En effet, elles sont parfois fondées sur des connaissances très sommaires.

Cela peut s'expliquer par le caractère parfois rebelle, récidivant, voire invalidant, de ce « mal de dos » qui peut, encore en 2007, désespérer malades et médecins.

Existe-t-il une place pour la chirurgie dans la lombalgie ?

Ici, la difficulté est de rapporter la souffrance du malade aux anomalies anatomiques mises en évidence par les examens complémentaires. L'indication chirurgicale sera posée par une équipe pluridisciplinaire sur un faisceau d'arguments et après mûre réflexion.

Il n'existe pas de lombalgie standard, chaque personne lombalgique est un cas à part dont il convient d'analyser au mieux les différentes composantes de la douleur (anatomique, fonctionnelle, psychique, etc.).

Pour cela, l'évaluation nous apporte une meilleure connaissance du fonctionnement rachidien et de ses troubles éventuels. À cet égard, elle permet de développer une meilleure prévention des rachialgies, tant chez le sujet sédentaire que chez le sportif, qu'il soit occasionnel ou professionnel.

N'oublions pas le rôle très important du médecin expert, qu'il soit judiciaire ou médecin-conseil de la victime d'un accident, sa mission est d'écouter, de retranscrire fidèlement, avant d'analyser et d'évaluer le dommage corporel avec la plus grande justesse.

Que les auteurs soient ici vivement remerciés pour leur travail que nous avons eu le plaisir de découvrir et de commenter lors de la journée du 8 juin 2007, à Paris.

Vision de la lombalgie commune en 2007

F. Rannou

Résumé

Vision de la lombalgie commune en 2007

Dans les sociétés occidentales, l'incidence de la lombalgie commune varie de 60 à 90 % et sa prévalence est de 5 %. Les prises en charge sont multiples mais principalement axées sur le concept biopsychosocial. Ce concept est certes utile pour le thérapeute et pour le patient mais ne doit pas nous affranchir d'une démarche active de recherche lésionnelle. Certains travaux récents issus de la biologie et de l'imagerie ont permis d'avancer dans le domaine lésionnel et plus particulièrement sur la compréhension de la dégénérescence discale. Ils ont montré le rôle majeur de l'apoptose des cellules discales, de l'inflammation du disque et du stress mécanique dans la genèse et l'entretien de la dégénérescence discale. Ces phénomènes cellulaires et moléculaires pourraient être bénéfiques ou délétères pour le patient suivant leur niveau de régulation. Ils pourraient à terme aboutir à de nouveaux traitements spécifiques intradiscaux. La démarche lésionnelle doit plus que jamais être systématiquement entreprise dans la lombalgie commune en 2007.

Mots-clés

Lombalgie commune, dégénérescence discale, concept biologique, IRM.

Abstract

In industrialized countries, the incidence of common low back pain varies from 60% to 90% and its prevalence measures about 5%. Conventional treatment is based on biopsychosocial and mechanical concepts that are very useful to the patient and practitioner. Recent biological and X-ray studies have produced new results on the course of degenerative disc disease. Apoptosis and disc inflammation appears to play a major role in intervertebral disc degeneration. These cellular and molecular phenomena could be used in the future to develop specific intradiscal, biological treatments. Common low back pain is a multifactorial disease affected by biopsychosocial, mechanical and biological events.

Keywords

Common low back pain, degenerative disc disease, biological concept, MRI

Dans les sociétés occidentales, l'incidence de la lombalgie commune varie de 60 à 90 % et sa prévalence est de 5 %. Les prises en charge sont multiples mais principalement axées sur le modèle biopsychosocial (1). Ce modèle est d'une grande utilité pour le thérapeute, pour la société et pour le patient, principalement pour prendre en charge la chronicité. Il a permis de mettre en lumière l'importance d'une prise en charge multidisciplinaire de la lombalgie chronique axée sur l'activation physique. En revanche, il nous éloigne probablement d'une démarche active de recherche lésionnelle. Certains travaux récents issus de la biologie et de l'imagerie ont permis d'avancer dans le domaine lésionnel de la dégénérescence discale. Ils nous permettent d'envisager pour la première fois dans la lombalgie chronique une explication lésionnelle rationnelle qui pourrait déboucher sur des traitements biologiques spécifiques.

Apports récents de la recherche fondamentale dans la compréhension de la dégénérescence discale

Rôle de l'inflammation locale

On retrouve tous les acteurs de l'inflammation et de sa régulation dans les disques dégénérés pathologiques : l'interleukine-1 (IL-1) α, l'IL-1β, l'IL-6, le *Tumor Necrosis Factor-α* (TNF-α), des facteurs chimiotactiques comme le *Monocyte Chemottractant Protein-1* (MCP-1), des facteurs angiogéniques (IL-8, *Vascular Endothelial Growth Factor* (VEGF), *Platelet Derived Growth Factor-1* (PDGF-1), *basic Fibroblast Growth Factor* (bFGF)), des métalloprotéinases (MMPs) impliquées directement dans la dégradation des protéoglycanes et du collagène (collagénase-1 et –2 (MMP-1 et MMP-8), stromélysine-1 (MMP-3), gélatinase-A et –B (MMP-2 et MMP-9) et matrylisine (MMP-7)), de l'agrécanase et de médiateurs de l'inflammation comme la forme sécrétée de phospholipase A2 de type II (sPLA2), les prostaglandines E2 (PGE2s) et le monoxyde d'azote (NO) (2-6). On retrouve également des facteurs de croissance et des inhibiteurs naturels des MMPs. Tous ces résultats ne sont qu'une photographie du disque dégénéré à un moment donné. On retrouve donc des facteurs de dégradation du disque, des facteurs angiogéniques, des facteurs chimiotactiques et des facteurs de croissance du disque. En d'autres termes, il existe tous les éléments d'une inflammation et de sa régulation susceptibles de moduler la production de tissu discal.

Pour le clinicien se pose alors la question de savoir quelle est la signification de cette inflammation mise en évidence à l'échelle cellulaire et moléculaire dans le disque. Il est difficile de répondre précisément à cette question actuellement ; néanmoins il est maintenant établi que la dégénérescence discale est un prérequis à l'apparition d'une hernie discale soulignant le caractère pathologique de cette dégénérescence (4). En revanche, dans le cas des hernies discales exclues, il semble que l'inflammation discale soit un véritable processus tissulaire de guérison aboutissant à la résorption naturelle de la hernie.

Haro *et al.* ont montré que les MMPs ont non seulement un rôle de dégradation tissulaire direct du disque, mais aussi un rôle dans l'interaction cellulaire entre les macrophages et les cellules discales (7, 8). Les macrophages activés produisent de la matrylisine (MMP-7) qui va cliver le proTNF-α membranaire et donc libérer le TNF-α (cytokine pro-inflammatoire). Le TNF-α va induire la production de MMP-3 par les cellules discales et aboutir à une résorption du tissu discal (fig. 1). Il semble également que la MMP-3 synthétisée par les cellules discales soit essentielle à la migration des macrophages et donc à leur infiltration. Ces résultats soulignent donc l'importance de l'inflammation dans la résorption du tissu discal *via* une coopération macrophages-cellules discales aboutissant à une résorption naturelle du tissu discal exclu. Dans ce cas-là, l'inflammation est bénéfique, le patient est capable sans notre intervention de résorber du tissu discal exclu.

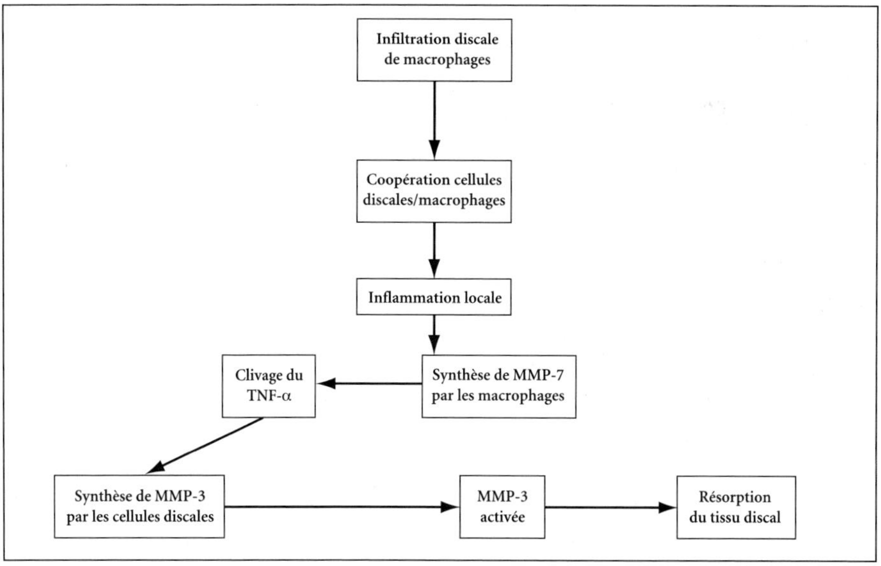

Fig. 1 - Interaction entre les cellules discales et les macrophages aboutissant à la résorption du tissu discal. MMP : métalloprotéinase. TNF : *Tumor Necrosis Factor.*

Rôle de l'apoptose des cellules discales

L'apoptose ou mort cellulaire programmée aboutit à une fragmentation inéluctable de l'ADN et donc à une libération massive d'antigène dans le milieu extracellulaire. Il est maintenant clairement établi que l'apoptose des cellules discales est le principal phénomène cellulaire observé au cours de la dégénérescence discale (10). En utilisant un modèle murin de dégénérescence discale, nous avons également pu montrer que l'apoptose observée pouvait être déclenchée par des stimulations mécaniques intenses (10). Le stress mécanique intense pourrait donc être un facteur déclenchant de la dégénérescence discale. Il induirait l'apoptose *via* l'apoptosome mitochondrial (fig. 2). Puis, l'apoptose

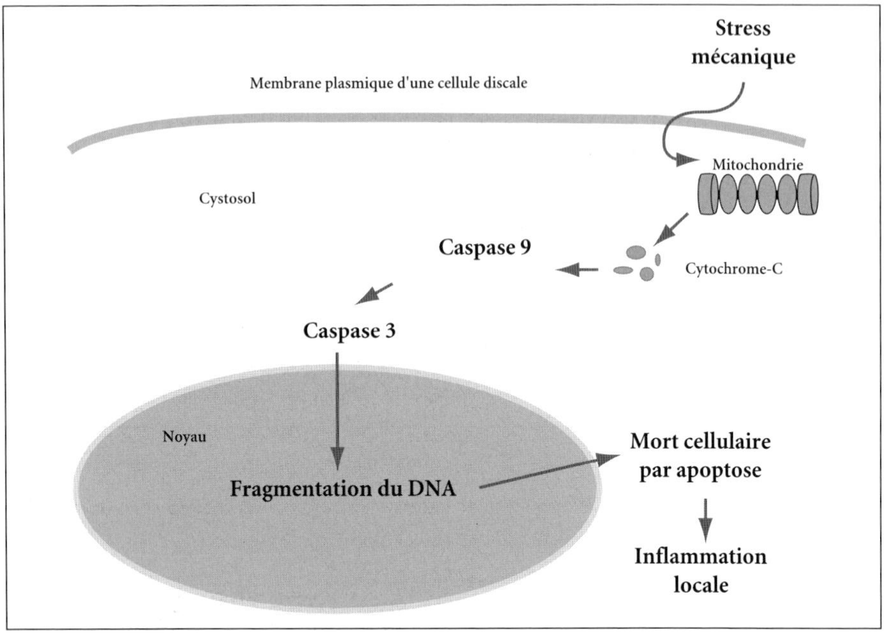

Fig. 2 - Voie de signalisation du stress mécanique dans la cellule discale. L'apoptose des cellules discale est induite *via* l'apoptosome mitochondrial. L'apoptose pourrait dans un second temps induire des phénomènes inflammatoires locaux observés lors de la dégénérescence discale *via* un largage massif d'antigènes.

pourrait dans un second temps induire les phénomènes inflammatoires locaux observés lors de la dégénérescence discale *via* un relargage massif d'antigènes pro-inflammatoires.

Le stress mécanique, l'apoptose et l'inflammation locale du disque semblent être les acteurs principaux de la dégénérescence discale.

La discopathie active : une nouvelle lésion

Modic *et al.* ont décrit en 1988 des lésions des plateaux vertébraux détectables par IRM (8 = 11). Ils ont décrit trois types de discopathie en fonction du signal des plateaux observés à l'IRM. La discopathie Modic I se caractérise par un signal hypo-intense en T1 et hyperintense en T2 (fig. 3). Elle correspond à une réaction inflammatoire des plateaux vertébraux. Des biopsies des plateaux vertébraux effectuées sur des discopathies Modic I ont montré la présence de cytokines pro-inflammatoires (IL-6) et également de NO et PGE2. La discopathie Modic II correspond à une involution graisseuse de la discopathie Modic I et se caractérise par un signal hyperintense en T1 et T2 (fig. 4). Enfin, la discopathie Modic III correspond au stade fibreux et se caractérise par un signal hypo-intense en T1 et T2. La signification clinique de ces signaux n'est pas encore complètement élucidée. Néanmoins l'absence ou la rareté de signal Modic découvert dans une population de patients asymptomatiques plaide indirectement pour une signification lésionnelle de ce signal, à l'inverse du bombement ou de la protrusion discale très souvent retrouvés

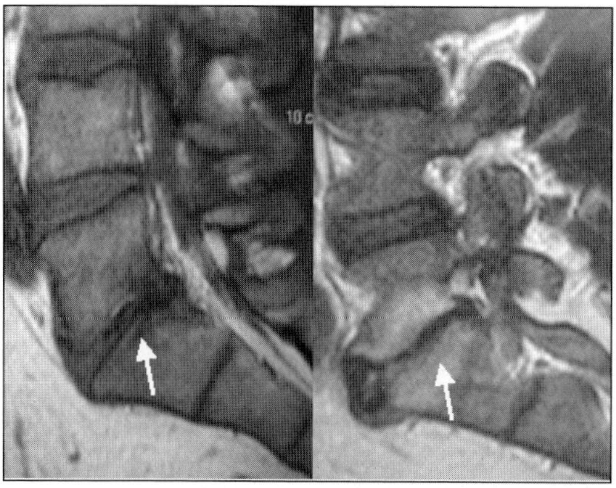

Fig. 3 - Discopathie Modic I se caractérisant en IRM par un signal hypo-intense en T1 (photo de gauche, signal noir des plateaux) et hyperintense en T2 (photo de droite, signal blanc des plateaux). Cet aspect IRM correspond probablement à un processus inflammatoire des plateaux vertébraux.

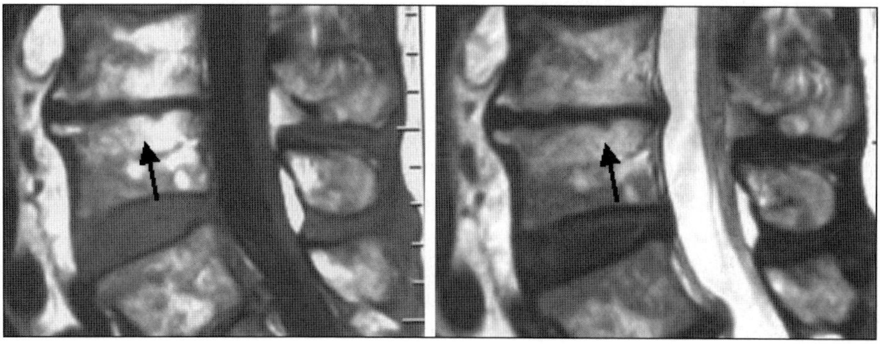

Fig. 4 - Discopathie Modic II se caractérisant en IRM par un signal hyperintense en T1 (photo de gauche, signal blanc des plateaux) et hyperintense en T2 (photo de droite, signal blanc des plateaux). Cet aspect IRM correspond probablement à une involution graisseuse de la discopathie Modic I.

dans une population asymptomatique (12, 13). Les injections de corticoïdes en intradiscal et l'arthrodèse des discopathies Modic pourraient avoir un intérêt thérapeutique (14, 15). Le profil biologique, clinique, et la prise en charge de ces patients est en cours d'étude dans notre groupe (16, 17). L'inflammation semble être dans les discopathies Modic I le support lésionnel de la dégénérescence discale.

Conclusion

La lésion doit être recherchée. À côté du concept biopsychosocial classique de la lombalgie commune, il est maintenant clairement établi que l'inflammation a un rôle lésionnel qui peut être, suivant les cas, bénéfique ou non. La lombalgie commune est une maladie pluri-lésionnelle.

Références

1. Poiraudeau S, Rannou F, Lefevre-Colau MM *et al.* (2004) Réadaptation du lombalgique à l'effort. Les programmes de restauration fonctionnelle. Presse Med 33: 413-8
2. Burke JG, Watson RW, McCormack D *et al.* (2002) Spontaneous production of monocyte chemoattractant protein-1 and interleukin-8 by the human lumbar intervertebral disc. Spine 27: 1402-7
3. Kang JD, Goergescu HI, McIntyre-Larkin L *et al.* (1996) Herniated lumbar intervertebral discs spontaneously produce matrix metalloproteinases, nitric oxide, interleukin-6, and prostaglandin E2. Spine 21: 271-7
4. Kang JD, Stefanovic-Racic M, McIntyre LA *et al.* (1997) Toward a biochemical understanding of human intervertebral disc degeneration and herniation contributions of nitric oxide, interleukins, prostaglandin E2, and matrix metalloproteinases, Spine 22: 1065-73
5. Tolonen J, Gronblad M, Virri J *et al.* (1995) Basic fibroblast growth factor immunoreactivity in blood vessels and cells of disc herniations. Spine 20: 271-6
6. Tolonen J, Gronblad M, Virri J *et al.* (1997) Platelet-derived growth factor and vascular endothelial growth factor expression in disc herniation tissue: and immunohistochemical study. Eur Spine J 6: 63-9
7. Haro H, Crawford HC, Fingleton B *et al.* (2000) J Clin Invest 105: 133-41
8. Haro H, Crawford HC, Fingleton B *et al.* (2000) Matrix metalloproteinase-7-dependant release of tumor necrosis factor-a in a model of herniated disc resorption, J Clin Invest 105: 143-50
9. Park JB, Lee JK, Park SJ *et al.* (2005) Mitochondrial involvement in fas-mediated apoptosis of human lumbar disc cells. J Bone Joint Surg Am 87: 1338-42
10. Rannou F, Lee TS, Zhou RH *et al.* (2004) Intervertebral disc degeneration: the role of the mitochondrial pathway in annulus fibrosus cell apoptosis induced by overload. Am J Pathol 164: 915-924
11. Modic MT, Masaryk TJ, Ross JS, Carter JR (1998) Imaging of degenerative disk disease. Radiology 168: 177-186
12. Jensen MC, Brant-Zawadzki MN, Obuchowski N *et al.* (1994) Magnetic resonance imaging of the lumbar spine in people without back pain. N Engl J Med 331: 69-73
13. Weishaupt D, Zanetti M, Hodler J *et al.* (1998) MR imaging of the lumbar spine: prevalence of intervertebral disk extrusion and sequestration, nerve root compression, end plate abnormalities, and osteoarthritis of the facet joints in asymptomatic volunteers. Radiology 209: 661-6
14. Benyahya R, Lefevre-Colau MM, Fayad F *et al.* (2004) Intradiscal injection of acetate of prednisolone in severe low back pain: complications and patients' assessment of effectiveness. Ann Readapt Med Phys 47: 621-6
15. Vital JM, Gille O, Pointillart V *et al.* (2003) Course of Modic 1 six months after lumbar posterior osteosynthesis. Spine 28: 715-20
16. Fayad F, Lefèvre-Colau MM, Rannou F *et al.* (2007) Relation of inflammatory changes to intradiscal steroid injection outcome in chronic low back pain. Eur Spine J. Jan 10 (Epub ahead of print)
17. Rannou F, Ouanes W, Boutron I *et al.* High sensitivity C Reactive protein in chronic low back pain with vertebral endplate Modic signal changes. Arthritis Rheum (accepted for publication)

L'examen du lombalgique par le médecin de médecine manuelle ostéopathique

J. Lecacheux

Résumé

L'examen clinique de médecine manuelle ostéopathique (MMO) répond à une démarche médicale sous-tendue par une sémiologie particulière. Lorsqu'elle est maîtrisée et scrupuleusement reproduite, cette sémiologie permet, à la fois, le diagnostic et le choix du geste thérapeutique. Le but de ce travail est de mettre en exergue ce qui différencie cette pratique de l'examen classique.

Mots-clés

Lombalgies et médecine manuelle, ostéopathie et lombalgie, lombalgie mécanique.

Abstract

Clinical examination in osteopathic manual medicine (OMM) involves medical treatment based on specific symptomatology. When it is very carefully and expertly applied, this symptomatology makes it possible to determine a diagnosis and treatment course. The purpose of this article is to bring to light the differences between this kind of practice and traditional clinical examination.

Keywords

Low back pain and manual medicine, osteopathy and low back pain, mechanical low back pain

L'interrogatoire

L'accent sera mis surtout sur les circonstances de survenue de l'accident lombalgique et particulièrement sur le geste responsable. En effet, l'analyse du mouvement causal, confrontée aux connaissances en biomécanique rachidienne, renseignent sur le site atteint. L'indication précise par le patient de l'endroit dont il souffre, en « posant la main » sur la douleur, complète cette recherche. Les irradiations, qui existent même en l'absence de radiculalgie, diffèrent suivant qu'il s'agit d'une origine lombaire, lombo-sacrée ou dorsale. L'horaire, le mode évolutif, l'ancienneté de la douleur ainsi que les divers traitements déjà suivis sont précisés, comme dans l'examen traditionnel.

L'examen

Son objectif est de recenser toutes les causes possibles de lombalgies, entre autres les lombalgies d'origine viscérale qui ne sont jamais influencées par les mouvements du rachis et qui surviennent souvent dans un contexte symptomatique particulier. Un moment important de l'examen consiste à étudier la statique rachidienne à la recherche d'une hyperlordose, d'une scoliose, d'une attitude scoliotique ou d'une inégalité de longueur des membres inférieurs. L'étape suivante consiste à rechercher un syndrome dure-mérien ou une irritation radiculaire par les manœuvres traditionnelles. L'examen proprement dit, en MMO, se pratique sur le sujet posé, en décubitus ventral, en travers de la table. On recherchera, par des manœuvres directes ou à distance, une douleur sacro-iliaque ainsi que la dysfonction d'une côte basse qui peut générer une souffrance du carré des lombes, d'expression clinique trompeuse.

L'originalité de cet examen réside dans l'analyse minutieuse des mouvements globaux du rachis et de l'interprétation des résultats qui en découlent. La seule flexion lombaire est différenciée de la flexion globale grâce au test de Schober. L'extension lombaire est intéressante, au plan diagnostic, car elle impose une bonne qualité des articulaires postérieures. De même, l'étude des flexions latérales permet d'objectiver précisément la localisation de la « cassure » du mouvement. Quant aux rotations du tronc, il faut savoir qu'elles n'explorent que le rachis dorsal inférieur puisque l'orientation des facettes articulaires postérieures interdit ce mouvement au rachis lombaire. Les conclusions de cette étude du mouvement global sont consignées sous forme d'un schéma dit « schéma en étoile de Maigne et Lesage » (fig. 1).

Dans cet exemple, les traits disposés sur les axes signifient qu'il existe une limitation importante et précoce de la rotation gauche et une limitation modérée, et en fin de mouvement, de l'extension.

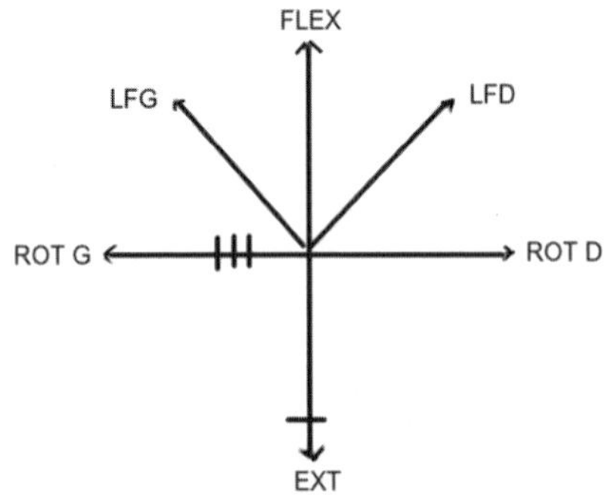

Fig. 1 - L'examen du lombalgique par le médecin de médecine manuelle ostéopathique (schéma en étoile de Maigne et Lesage).

L'étude des plans cutanés renseigne sur l'existence ou non de dermalgies. Quand elles sont présentes, elles traduisent l'irritation d'un rameau nerveux cutané dont il faut connaître l'origine, souvent décalée vers le haut par rapport à la lésion, et qu'il faut distinguer d'une hyperesthésie cutanée, sans valeur localisatrice.

L'étude des plans musculaires, de la surface à la profondeur, par palpation ou insinuation, perpendiculairement aux fibres, se pratique en s'aidant de mobilisations pour juger de la qualité de la résistance des tissus aux mouvements passifs. Cette étude se fait toujours par comparaison avec le côté sain, les doigts percevant ce que le cerveau se représente des zones examinées. L'étude des plans musculaires comprend toujours la palpation des fosses iliaques externes, à la recherche d'une souffrance des rotateurs de hanche.

L'examen de la colonne vertébrale proprement dit est conduit de façon segmentaire, selon une méthodologie rigoureuse destinée à mettre en évidence les signes de souffrance d'un ou plusieurs étages vertébraux. On considère que chacun d'eux peut être assimilé à un segment mobile dont tous les éléments, situés entre deux vertèbres adjacentes, sont concernés. Ainsi, la colonne vertébrale est assimilée à une succession de segments mobiles et son étude se fera étage par étage, c'est-à-dire de façon segmentaire (fig. 2).

L'examen direct du segment mobile comporte cinq manœuvres de technique précise et toutes indispensables à l'établissement du diagnostic de dérangement vertébral (fig. 3).

La souffrance du segment mobile s'exprime également à distance de la colonne vertébrale et la compréhension de cette souffrance à distance justifie un bref rappel anatomique (fig. 4).

L'irritation de la branche antérieure se traduit par des troubles moteurs et l'examen des réflexes ostéo-tendineux fournit des renseignements précieux sur le niveau vertébral concerné. La branche postérieure, quant à elle, innerve : les capsules articulaires, les ligaments inter-épineux, les fascias, tendons et aponévroses des muscles qui reçoivent la branche motrice, les muscles, la peau, le tissu sous-cutané. Ainsi, ces tissus dont les souffrances sont palpables et qui siègent tous dans le même métamère, vont devenir des informateurs potentiels de l'état d'irritation de la branche postérieure. Leur association constitue le syndrome cellulo-téno-périosto-myalgique de Robert Maigne. La corrélation entre les signes de souffrance dans le territoire métamérique d'un nerf et les signes de souffrance du segment mobile est nécessaire et suffisante pour poser précisément le diagnostic de dysfonction segmentaire, à l'origine d'une souffrance périphérique.

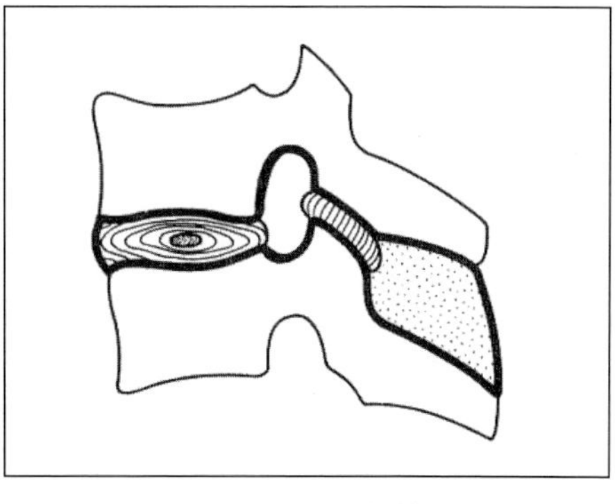

Fig. 2 - Le segment mobile, évoqué par Junghans, anatomiste allemand, en 1936.

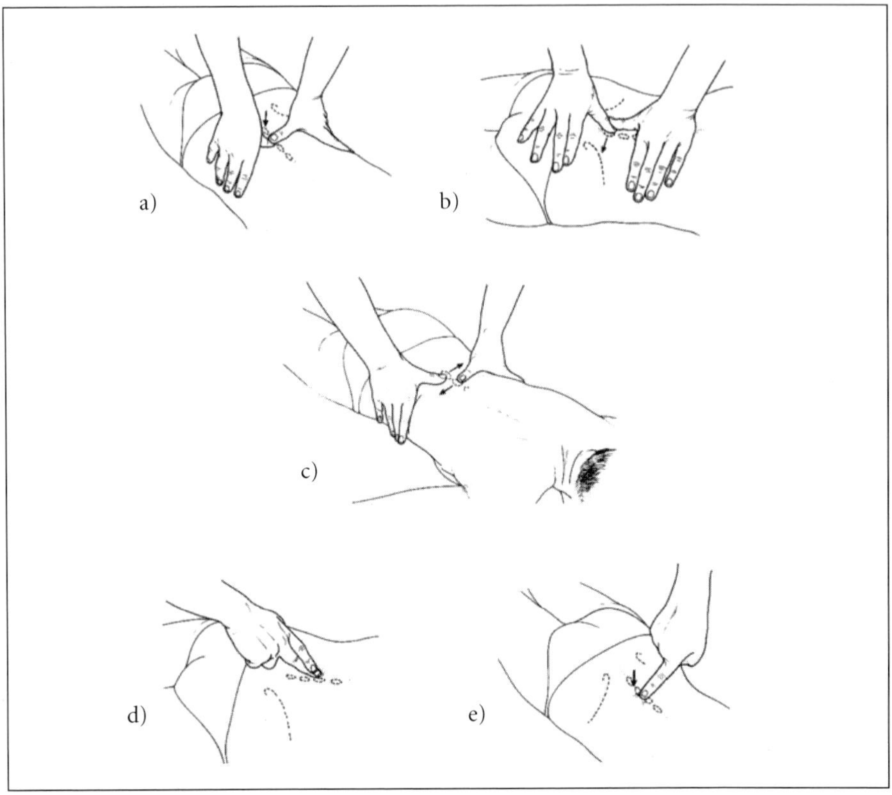

Fig. 3 - a) La pression axiale sur l'épineuse ;
b) La pression sur la face latérale de l'épineuse ;
c) Les pressions opposées sur les faces latérales de deux épineuses adjacentes ;
d) La palpation des massifs articulaires postérieurs ;
e) L'examen des ligaments inter- et surépineux.

La démarche diagnostique proposée est la suivante :
– d'abord retrouver l'élément qui souffre;
– s'il s'agit d'une douleur périphérique, trouver d'autres éléments qui souffrent dans le même métamère et remonter ainsi à la dysfonction du segment mobile, qu'il restera, alors, à mettre en évidence;
– si la souffrance est d'emblée segmentaire, affiner le diagnostic par l'étude du syndrome cellulo-téno-périosto-myalgique et ne pas « oublier » de douleurs périphériques, sans expression clinique au moment de l'examen.

Il est aisé de décrire quelques tableaux cliniques :
– en faveur d'une origine lombo-sacrée, plaident : la lombalgie médiane basse, les signes de souffrance discale ou articulaire postérieure et la souffrance du segment mobile vertébral locale ou à distance;

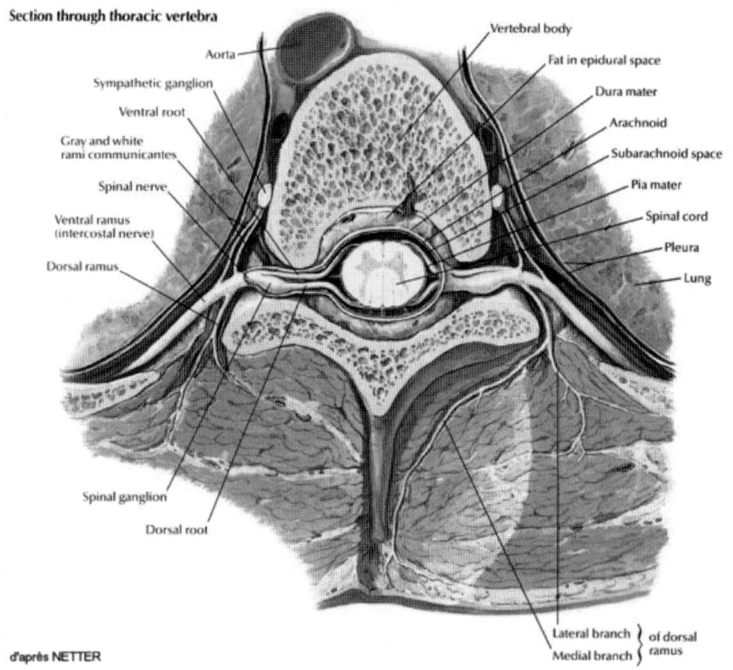

Fig. 4 - Coupe transversale d'une vertèbre thoracique.

– en faveur d'une origine dorso-lombaire, plaident : la lombalgie latérale, le syndrome CTPM dorso-lombaire et l'absence de signe de souffrance segmentaire lombaire;
– en faveur d'une origine sacro-iliaque, plaident : la douleur de l'articulation recherchée par palpation ou mise en tension, la douleur fessière profonde et la sciatalgie atypique, enfin, l'absence de souffrance segmentaire lombaire ou dorso-lombaire;
– en faveur d'une souffrance lombaire moyenne, plaident : l'examen segmentaire perturbé localement et la présence d'un syndrome CTPM, à rechercher systématiquement.

Il est évident que la localisation, si précise soit-elle, de l'origine de la douleur, est insuffisante pour affirmer sa bénignité. Il faudra donc pratiquer, le cas échéant, toutes les investigations complémentaires nécessaires. Mais cette démarche, fondamentalement intellectuelle dans son cheminement, reste respectueuse du rôle de la main et donne à l'examen clinique la place essentielle dans le diagnostic d'une lombalgie.

Bibliographie

Depoorter AE (1992) Techniques de médecine orthopédique et manuelle. Les manipulations vertébrales. Bruxelles : SFGBMM

Huguenin F (1991) Médecine orthopédique, médecine manuelle, diagnostic. Paris, Masson

Huguenin F (1996) Acquisitions récentes en médecine manuelle. Paris, Masson

Kirk CR, Laurence D, Valvo NL (1985) States manual of spinal, pelvic and extravertebral technic Illinois, NCC

Le Corre F, Rageot E (1996) Atlas pratique de médecine manuelle ostéopathique. Paris, Masson 2001

Le corre F, Toffaloni S. L'Ostéopathie. Paris, PUF

Maigne JY (2001) Soulager le mal de dos. Paris, Masson

Maigne R (1989) Diagnostic et traitement des douleurs communes d'origine rachidienne. Paris, ESF

Piganiol G *et al.* (1987) Les Manipulations vertébrales. Bases théoriques, cliniques et biomécaniques. Dijon, GEMABFC

Valat JP (1998) lombalgies communes de l'adulte (Le Mal de dos). Ouvrage collectif sous la direction du Dr Pierre Khalifa

Appareillage de maintien du rachis dorso-lombaire chez l'adulte

P. Sautreuil, P. Thoumie, J. Baeza, D. Chane Teng,
A. Mercusot et T. Vandermeersch

Nota : Nous remercions les patients qui ont accepté d'être photographiés et les orthoprothésistes d'Île-de-France, Haute-Normandie et Picardie qui ont participé à la préparation de cet article.

Résumé

Les orthèses de maintien lombaire appartiennent à deux domaines, le petit et le grand appareillages. Ceci correspond à des différences de matériel et de fabrication mais également à des niveaux de prix et de qualité de prise en charge. Les orthèses de petit appareillage, de série ou sur mesure, sont en tissu armé de ressorts et de tuteurs en acier. Le grand appareillage, fabriqué sur moulage, est en mousse de polyuréthane, en thermoplastique ou en cuir et acier. Nous analysons leur prescription dans les pathologies du rachis de l'adulte.

Mots-clés

Corset, orthèse, rachis, lombalgie, lombo-radiculalgie, cypho-scoliose, spondylolisthésis, camptocormie, Parkinson.

Abstract

Thoracolumbar orthoses are divided into two groups based on differences in the braces and processing, as well as pricing and financing. The first group consists of woven corsets and off-the-shelf and custom-made braces, reinforced with iron supports. The second group includes leather and iron or plastic braces manufactured by plaster casting. We analyse their prescription in degenerative disorders, low back pain, kyphosis, scoliosis, spondylolisthesis, camptocormia, and Parkinson's disease.

Keywords

Orthosis, braces, low back pain, lumbar radicular pain, kyphosis, scoliosis, spondylolisthesis, camptocormia, Parkinson's disease

Introduction

Le matériel utilisé dans la pathologie rachidienne de l'adulte appartient au petit appareillage orthopédique (PAO), ou au grand appareillage orthopédique (GAO). Pour chaque type d'orthèse, nous précisons les références de la liste des produits et prestations remboursables (LPPR) (1) et le prix.

Il n'existe pas de grille faisant correspondre un appareil à une pathologie. La diversité du matériel inscrit à la nomenclature répond à la variété des situations cliniques et objectifs thérapeutiques : secteurs et degrés de contention ou d'immobilisation, durée de port, activité, âge.

Une orthèse a un rôle complexe : de proprioception (effet gaine, gêne des mouvements), de contention (soutien anti-effondrement, distraction verticale) et/ou de contrôle de la mobilité.

Il y a parfois des différences entre l'orthèse préconisée par le prescripteur et celle acceptée par le patient (confort, esthétique, activités quotidiennes).

Prise en charge des orthèses de maintien du rachis : tarif de responsabilité ou tarif opposable

Le petit appareillage orthopédique est pris en charge selon un tarif de responsabilité : le prix est libre et obéit aux lois du marché. L'organisme de prise en charge (OPC) assume 100 % (ACVG, AT, ALD) ou seulement 65 % du tarif de la nomenclature. Celui-ci peut être très différent du tarif réel, au grand étonnement de ceux qui pensent être remboursés intégralement. Les 35 % restants et le dépassement (au-delà du tarif officiel) sont parfois pris en charge, totalement ou en partie, par les mutuelles. Il est souhaitable que les prescripteurs préviennent les patients des contraintes économiques associées aux choix techniques.

Le grand appareillage orthopédique dispose d'un tarif opposable. La prise en charge est de 100 % d'un tarif qui ne peut être dépassé par l'ortho-prothésiste. La mutuelle et le patient sont dégagés de toute participation.

Prescripteurs et prescriptions

En ce qui concerne le GAO, les prescriptions de trois spécialités, médecine physique et de réadaptation, rhumatologie et chirurgie orthopédique, sont traitées en accord direct dans les OPC. Pour les prescriptions des autres spécialistes et celles des omnipraticiens, le passage par les consultations médicales d'appareillage est habituel (CMA, organisées par les centre régionaux d'appareillage du ministère de la Défense et/ou les caisses régionales d'assurance-maladie). Au cours d'une consultation initiale, médicale et technique, la validité de la prescription et du devis est analysée, une prescription en nomenclature est réalisée. Après livraison, la réception médico-technique de l'appareillage est effectuée et d'éventuelles modifications sont décidées. Les renouvellements ultérieurs bénéficient d'une procédure allégée.

Le formulaire Cerfa (n° 12042) « Prescription préalable pour grand appareillage » (fig. 1) est le document le mieux adapté au traitement rapide de la demande d'appareillage, en accord direct pour les prescripteurs spécialisés. Autoduplicant, il comporte une quatrième feuille sur laquelle doit être inscrit le diagnostic. Quand cette dernière n'est pas remplie, cela oblige à convoquer le patient.

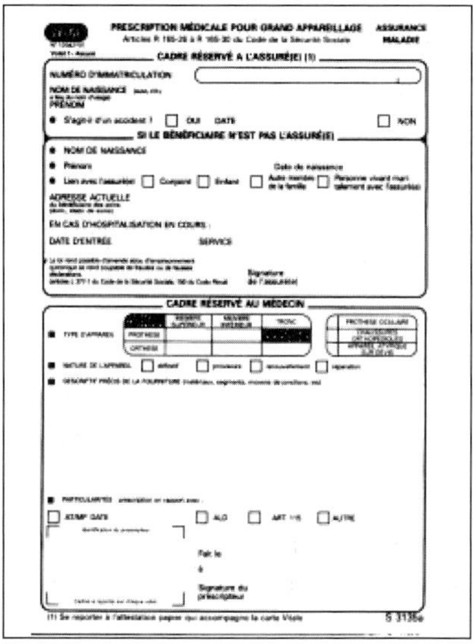

Fig. 1 - Prescription pour grand appareillage (Cerfa n° 12042).

La prescription doit décrire l'orthèse préconisée, indiquer le type (thermoplastique, coutil, cuir armé…), la hauteur par rapport aux vertèbres thoraciques (T 12, T 9, T 6…), le mode d'ouverture (bivalve, monovalve, antérieure, latérale, postérieure), les appuis (xyphoïdien, sternal, sous-clavier), le degré de correction (de la lordose lombaire, par exemple), la nécessité d'un garnissage, celle d'un moulage (précision indispensable) et tout élément clinique qui va favoriser le succès de la prestation grand appareillage. Dans les cas complexes, un courrier d'accompagnement peut aider à la réalisation de l'appareil.

Dans le contexte d'une prescription réalisée par les 3 spécialités privilégiées, la réception médicale, le contrôle de la qualité de la prestation et la gestion des problèmes d'adaptation incombent au prescripteur et nécessitent une consultation après livraison.

Description, nomenclature et tarif des orthèses de maintien du rachis (2, 3)

La LPPR (ancien TIPS) présente l'ensemble des consommables et articles à usage externe dont les orthèses.

Petit appareillage orthopédique : LPPR, titre II, chapitre 1

Il comprend les ceintures de série, les ceintures sur mesure et les corsets en tissu armé.

Ces orthèses sont fournies par des pharmaciens ayant un agrément PAO et possédant des locaux adaptés aux essayages, des fournisseurs agréés en petit appareillage ou des orthoprothésistes agréés.

Un codage alphanumérique permet l'informatisation des données et une meilleure maîtrise statistique du champ d'activité. Par exemple, pour un corset d'immobilisation vertébrale A (CIVA) niveau T 12 : 201E01.0411. Cette nomenclature, abstraite pour un médecin prescripteur, ne sera pas détaillée dans cet article.

Les ceintures de série et sur mesure

Les ceintures de série

Ce sont des bandes-ceintures de soutien lombaire disponibles en différentes tailles, 3 à 6 selon les fabricants. La hauteur postérieure est de 21 à 26 cm pour les hommes et de 35 à 40 cm pour les femmes. Le tissu est élastique simple ou renforcé. Cette orthèse possède quatre tuteurs postérieurs souples (ressort spirale plat) ou rigides (acier « ressort » gainé de plastique de différentes largeurs), et, de façon optionnelle, un baleinage antérieur. La fermeture est réglable par bandes auto-agrippantes. Le coût varie de 47 à 55 €.

Les ceintures sur mesure en tissu armé

Proches des ceintures de série, elles sont réalisées sur mesure en tissu inextensible et/ou partiellement en tissu élastique (sur les côtés, pour en améliorer le confort) et sont armées de tuteurs acier « ressort ».

On distingue les ceintures :
- de maintien lombaire avec quatre tuteurs postérieurs indépendants (CML, T 12, 80 € ; T 9, 100 €, fig. 2) ;
- de maintien abdomino-lombaire : on ajoute des tuteurs souples ou rigides antérieurs (CMAL, T 12, 85 € ; T 9, 115 €) ;
- de maintien lombaire renforcé avec des tuteurs postérieurs en acier « ressort » en forme d'échelle étroite ou large, ou en cadre, associée ou non à des baleines complémentaires selon l'importance du maintien souhaité (CMLR, T 12, 90 € ; T 9, 120 €, fig. 3).

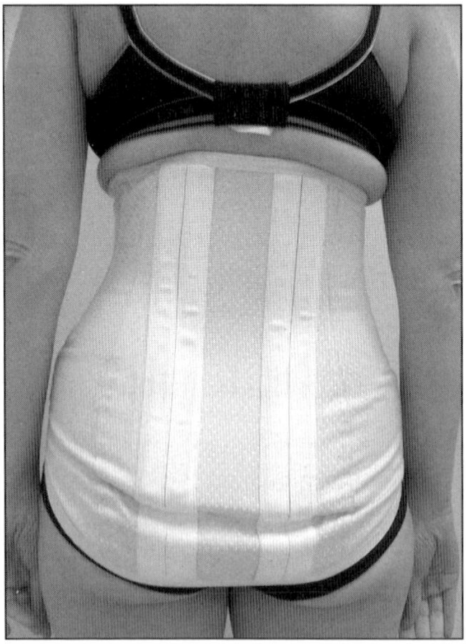

Fig. 2 - Ceinture sur mesure en tissu armé de quatre tuteurs postérieurs.

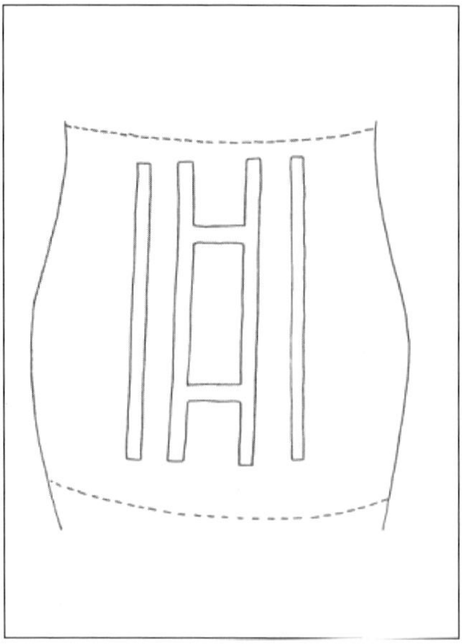

Fig. 3 - CMLR avec « échelle » et tuteurs en acier « ressort ».

Pour mémoire, il existe des ceintures sur mesure de soutien abdominal (CSA), de maintien abdominal (CMA).

Les corsets d'immobilisation vertébrale (CIV) sur mesure

Ils sont réalisés en tissu inextensible renforcé de tuteurs rivetés en fonction de mesures individuelles.

Partant de la région sacrée, ils remontent jusqu'en T 9, T 6 ou plus haut en fonction du secteur rachidien dont on souhaite limiter les mouvements (le niveau T 12 correspond plutôt au CIVB2, cf plus loin).

Les tuteurs sont des lames d'acier « ressort » de 12 à 20 mm de large et de $8/10^e$ à $10/10^e$ mm d'épaisseur. Les tuteurs ont une action par leurs dimensions et par la rigidité croisée des tuteurs horizontaux (inférieur sacro-iliaque, supérieur thoracique) et verticaux (deux ou quatre postérieurs et deux latéraux). Le tuteur pelvien peut être remplacé par une plaque sacrée, moins encombrante, mais moins stabilisante.

Les cages en acier sont vernies ou rilsanisées. Leur fabrication est maintenant centralisée auprès de quelques grossistes.

Pour les patients pléthoriques, les formes de la ceinture ou du corset sont plus enveloppantes et doivent assurer un « calage » pour éviter des déplacements intempestifs.

Pour les sujets maigres, un confort minimum est garanti en utilisant du tissu élastique en regard des parties saillantes recouvertes d'une « peau de mouton ».

La fermeture se fait par Velcro, boucles, agrafages, laçage en fonction de l'habileté des patients ou de leurs goûts.

Les cages semi-ouvertes

CIVA (T 9/T 6, 240/280 €) une barrette supérieure relie les deux tuteurs postérieurs sans atteindre les tuteurs latéraux. Cette configuration laisse libre la cage thoracique. Les personnes corpulentes supportent mieux ces cages ouvertes que celles qui sont fermées (fig. 4).

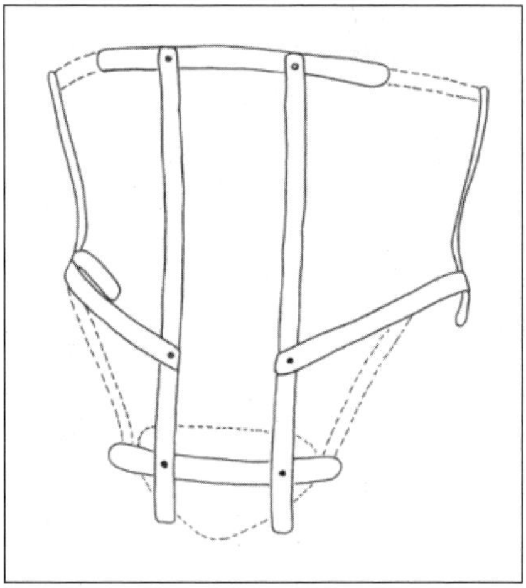

Fig. 4 - CIVA (cage ouverte, trait plein) et CIVB1 (cage fermée, trait pointillé).

Les cages fermées

On différencie le CIVB1 (230/275/320 €, fig. 5), le tuteur horizontal supérieur est prolongé jusqu'aux tuteurs latéraux et rigidifie l'ensemble (un des CIV les plus vendus), et le CIVC dont la forme postéro-supérieure est en « chapeau de gendarme » remontant jusqu'à l'épine de l'omoplate ou en forme de U renversé, forme dite « inter-scapulaire » (prestation d'appareillage devenue rare).

Les cages ajourées

CIVB2 (T 12, 220 €; T 9, 265 €). Les ferrures, horizontales (une inférieure ajustée au niveau de la charnière lombo-sacrée et contournant les ailes iliaques ; une supérieure costale), fixées sur des tuteurs verticaux latéraux et para-vertébraux en acier ou en aluminium (voir le paragraphe corset cuir-métal), larges de 20 mm et épais de 20/10e mm, sont recouvertes de tissu en dedans et de cuir en dehors. Un plastron ferme en avant l'orthèse et une sangle trochantérienne la stabilise. Cette cage ajourée est appréciée des hommes actifs non pléthoriques (fig. 6).

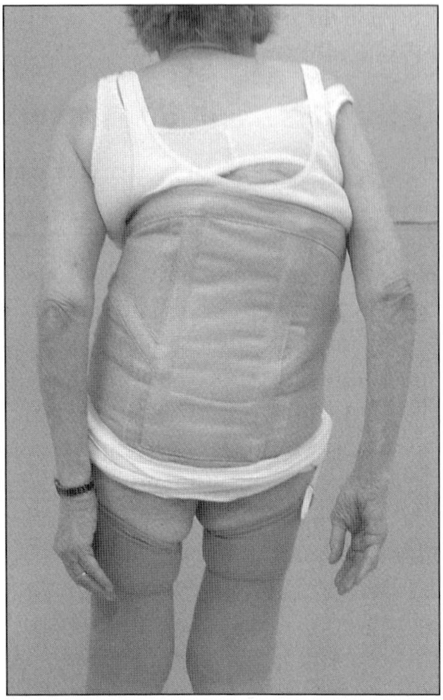

Fig. 5 - CIVB1 porté par une femme âgée de 85 ans, cypho-scoliotique et très algique : c'est pour elle la « moins mauvaise » solution.

Les CIV pour enfants

Ils existent à la nomenclature, mais la pratique en est exceptionnelle.

Adjonctions

Béquillons (pour CIVB ou CIVC), bretelles, épaulières, fermeture complémentaire, jarretelles, pattes hypogastriques, pelotes pour éventration ou pour hernie.

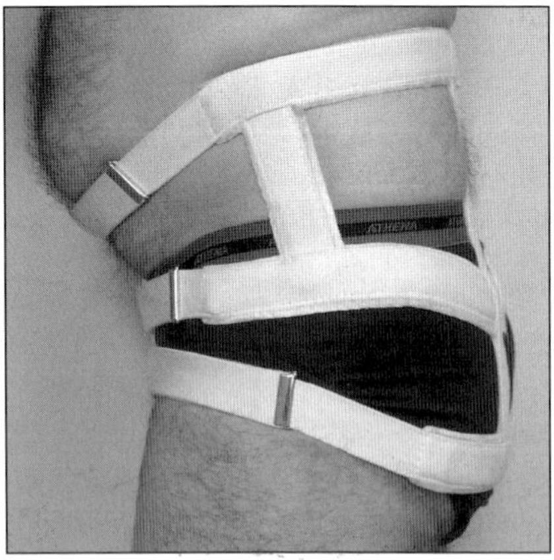

Fig. 6 - Patient lombo-sciatalgique, portant un CIVB2, « cage ajourée ».

Suppléments

La nomenclature prévoit :
- un supplément de 5 % par fraction de 2 cm, accordé quand la hauteur antérieure dépasse (en raison de la morphologie du patient, ventre proéminent par exemple) 18, 32 ou 25 cm pour la hauteur ombilicale, xyphoïdienne ou intermédiaire ;
- même tarif pour un dépassement postérieur de plus de 3 cm de la taille des ressorts (dans les formes enveloppantes chez les femmes pour stabiliser le corset) ;
- chaque centimètre au-delà d'un tour de taille de 100 cm est facturé 1 % supplémentaire.

Des suppléments liés au choix des tissus (qui peuvent atteindre 33 % du total) sont éventuellement pris en charge par la mutuelle.

Lavables, ils sont renouvelables après un minimum d'un an. En moyenne, le rythme de renouvellement est tous les deux ans.

Les lombostats d'application directe

Ces lombostats en plâtre, en résine hydro-durcissable (rigide ou souple) ou en plastique thermoformable basse température sont réalisés au cours d'une consultation ou d'une hospitalisation.

Le plâtre a l'avantage de la facilité d'emploi et d'un excellent rapport qualité-prix, mais les corsets sont volumineux, lourds, inconfortables et difficiles à modifier. Le corset en résine est léger, plus fin mais plus coûteux. Le corset en plastique thermoformable basse température (Aquaforme®) est réalisé par un applicateur (CIVS : 170 €) à partir d'une plaque prédécoupée que l'on plonge dans de l'eau à 65° et que l'on forme sur le patient.

Portés quelques semaines, parallèlement aux traitements antalgiques et anti-inflammatoires pour un lumbago aigu ou une lombo-sciatalgie aiguë, ils permettent d'appareiller des patients présentant une attitude antalgique marquée. Quand celle-ci se réduit ou disparaît, ils sont inadaptés. Ils sont alors corrigés, renouvelés ou abandonnés.

Il s'agit parfois d'une étape précédant la fabrication d'un corset coutil ou de GAO porté plus longtemps (mois ou années), et dont la confection bénéficiera des enseignements de cette période probatoire.

La réalisation des corsets extemporanés par un médecin est cotée en K.

Grand appareillage orthopédique et corsets de maintien lombaire : LPPR, titre II, chapitre 7

Les corsets du grand appareillage orthopédique (GAO), thermoplastique ou cuir et métal, sont réalisés par des orthoprothésistes agréés. Les références sont médianes pour le petit appareillage, et latérales pour le GAO. Pour lire la nomenclature : TR signifie tronc ; le chiffre 9 marque les trochanters, 7 les dernières côtes, 5 la pointe de l'omoplate, 4 l'épine de l'omoplate et 3 la charnière cervico-dorsale ; C indique le cuir, G le thermoplastique basse température, N les polyoléfines (polyéthylène, polypropylène) et U le polyuréthane.

Fabrication immédiate

Deux corsets, référencés au GAO, présentent la possibilité d'une mise en œuvre immédiate :

Le corset en mousse de polyuréthane (Neofract®)

On étale dans le double tissu d'un maillot de jersey (un élément antérieur et un postérieur solidarisés par des fermetures Eclair latérales, l'opération se fait en deux temps) un mélange de mousse de polyuréthane additionné d'un durcisseur. Le produit prend à température ambiante en 4 à 5 minutes. On crée des zones d'appui et d'autres d'expansion. Il est directement appliqué sur le tronc. Avant durcissement complet, on marque les reliefs, en particulier le pince-taille. Ensuite, on réalise les découpes supérieures et inférieures, ainsi que les fenêtrages (soins infirmiers), et on capitonne en regard des zones exposées.

Le résultat a l'avantage de la rapidité (une à quelques heures entre des mains expertes), de la légèreté, de la radio-transparence et d'être amovible (contrairement au plâtre). Il est peu coûteux mais un peu encombrant (6 mm d'épaisseur). En revanche, il ne peut être retouché et les bordures, plus fines, s'effritent après quelques semaines de port. Ce corset dorso-lombaire, développé à l'hôpital de Garches, est bien adapté à l'immobilisation des traumatisés du rachis, qu'il y ait eu ou non chirurgie.

Nomenclature : sans armature, TR 49 U 01, 250 € (fig. 7).

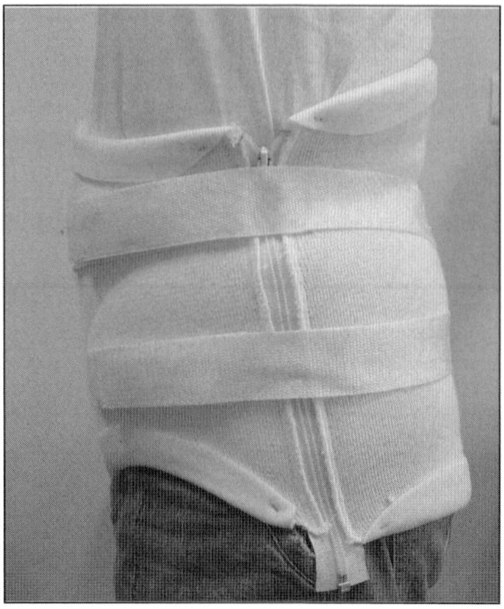

Fig. 7 - Corset en Neofract® capitonné de mousse de polyéthylène dont la fermeture à glissière est renforcée de sangles auto-agrippantes.

Le corset en polyisoprène (Polysar®, Easyfit®, Memory®…)

Ce matériau thermoformable à basse température (60°/ 65°) est appliqué directement sur le patient, mis en position corrigée, protégé d'une épaisseur de jersey, lissé à main nue ou à l'aide d'une sangle. Monovalve, avec ou sans élément tissu antérieur, il est fermé par des boucles ou du Velcro. La région sus-trochantérienne est dégagée et tendue d'une feuille de cuir pour la stabilité et le confort. Assez rigide dans le plan frontal et sagittal, il présente une certaine souplesse en rotation. Très apprécié pour sa discrétion sous les vêtements, il autorise des retouches : trempé dans l'eau chaude ou chauffé avec un pistolet à air chaud, il est modelé de nouveau, ce qui, par exemple, permet d'adapter le corset à la réduction de l'attitude antalgique.

Nomenclature: TR 79 G 45, sans armature, 355 €, et, avec armature, TR 79 G 46, 485 € et TR 59 G 46, 510 €.

Les sangles Velcro ou avec boucles peuvent être changées, ce qui augmente la durée de vie du corset (fig. 8).

Fabrication sur moulage

Les autres corsets de GAO, en cuir et métal ou en thermoplastique, réclament un délai de livraison de quelques jours à deux semaines car ils sont réalisés à partir d'un positif issu d'un moulage ou d'une prise de formes par laser, et traitement des rectifications par ordinateur et fabrication du positif par fraisage numérique. La référence T 39 P 01, 97 €, comprend le négatif et le positif rectifié.

Le thermoplastique offre des facilités de mise en œuvre et d'adaptation, à l'essayage, à la livraison et ultérieurement, que ne permet pas la fabrication en cuir et métal. Mais, au long cours, le confort du cuir est indiscutable.

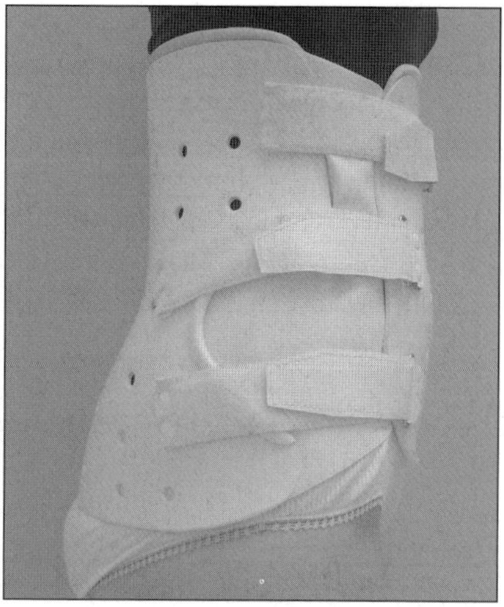

Fig. 8 - Corset polyisoprène TR79G45 pour une jeune lombalgique chronique.

Les corsets en cuir et métal

Le métal est soit de l'acier, soit de l'aluminium. L'appareil comprend des ferrures horizontales (une ferrure inférieure, pelvienne, qui contourne les ailes iliaques et une ferrure supérieure) rivetées à des ferrures verticales (deux tuteurs latéraux et deux tuteurs postérieurs). Le volet antérieur en coutil est fermé par des sangles à boucle ou du Velcro. Le cuir, garni d'une peau de cheval ou de chamois à l'intérieur, est perforé pour améliorer le confort du patient.

En cas d'effondrement latéral, la ferrure de ce côté est prolongée vers le haut par un béquillon de soutien axillaire.

Ce type d'appareil est prescrit pour le maintien au très long cours (TR 79 C 11, 815 € ; TR 59 C 11, 1175 € ; TR 49 C 11, 1400 €) (fig. 9).

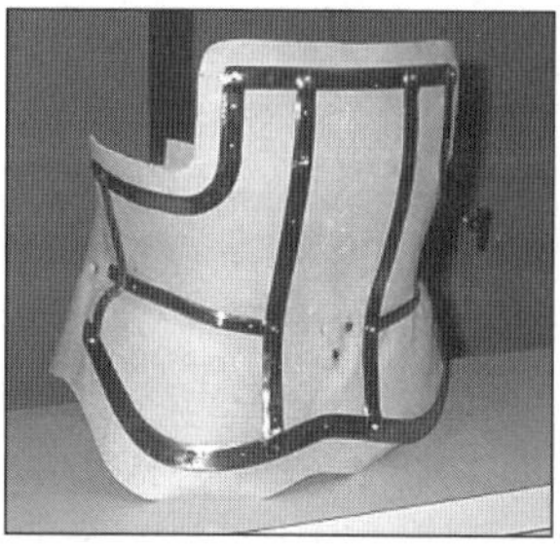

Fig. 9 - Corset cuir (TR59C11) au stade de l'essayage.

Seuls quelques rares orthoprothésistes font la cage en aluminium (alu 4 G) et apprécient sa légèreté et ses qualités mécaniques : moins rigide que l'acier (et que le plastique), sa « souplesse » lui permet de s'adapter, par une variation du serrage, à celle du périmètre abdominal.

Réaliser la cage en carbone permettrait de l'alléger, sans perdre en rigidité (par rapport à l'acier) – un bénéfice pour les patients âgés. Mais cette référence (un tiers plus coûteuse) ne figure pas dans la nomenclature et ne peut exister que sous forme de prototype.

Les corsets en plastique haute densité thermoformables à haute température (180°)

Les corsets de maintien dorso-lombaire

Monovalve avec une ouverture antérieure, latérale (droite ou gauche en fonction de la latéralisation du patient) ou postérieure, ou bivalve à ouvertures latérales, réalisé en polyéthylène (ou plus rarement en polypropylène) doublé de mousse de plastazote, perforé de trous pour limiter la transpiration, le corset plastique s'adapte à toutes les demandes de maintien lombaire ou dorso-lombaire, quelles que soient les indications. La rigidité de l'orthèse dépend de l'épaisseur du matériau.

On peut le fenêtrer en regard des crêtes iliaques et des dernières côtes. La partie antérieure peut, pour plus de confort abdominal, être réalisée en coutil.

On raidit le plastique en thermoformant des reliefs verticaux et/ou horizontaux, ou en ajoutant des renforts métalliques ou carbone.

Ce corset rigide n'est pas toujours facile à dissimuler sous les vêtements.

Nomenclature : TR 59 N 50 - T 9 (540 €) (fig. 10), TR 49 N 50 - T 6 (680 €).

Le corset avec appui sternal ou sous-claviculaire

Il bloque la flexion antérieure du tronc. Il est monovalve (ouverture latérale indispensable) ou bivalve, la barre sternale est intégrée à la valve antérieure ou surajoutée. Utilisé en traumatologie ou après chirurgie rachidienne, il est indiqué également dans les cyphoses par tassement vertébral.

Nomenclature : TR 49 N 51 (800 €, fig. 11).

Il peut être réalisé en polyisoprène, monovalve (l'autre côté faisant charnière).

Nomenclature : TR 49 G 64 (570 €).

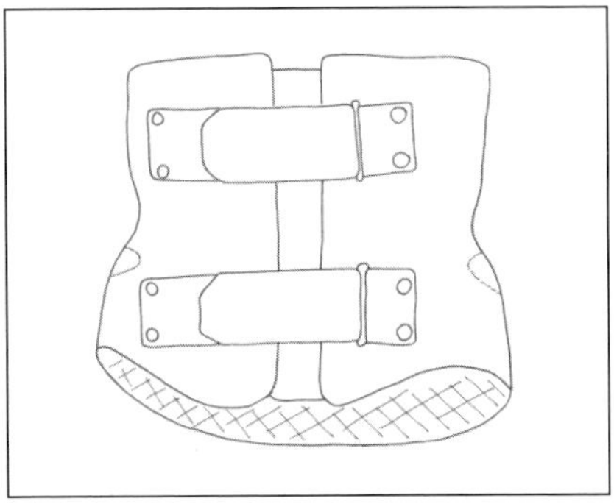

Fig. 10 - Corset thermoplastique niveau T 9, fenêtré au niveau des ailes iliaques.

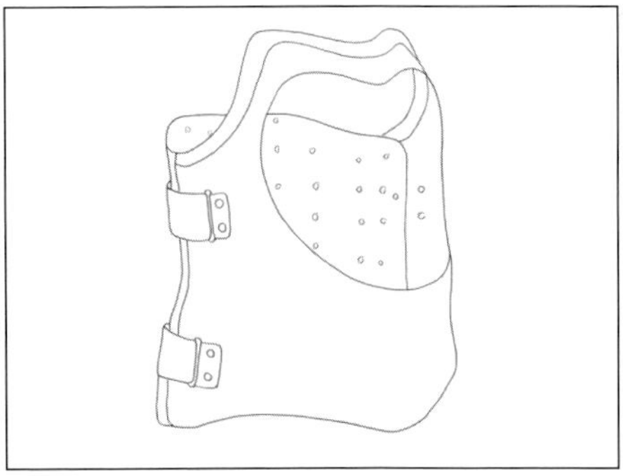

Fig. 11 - Corset avec appui sternal ou sous-claviculaire.

Le corset gériatrique

Ce corset en thermoplastique concerne des patients présentant un effondrement antérieur du rachis, réductible ou non, une cypho-scoliose avec des discopathies étagées voire des spondylolisthésis étagés, une camptocormie. Après parfois une étape préalable en corset plâtré en cas de raideur importante, une orthèse (bivalve ou monovalve) réalise une restitution de la lordose physiologique et un maintien érigé grâce à des appuis antérieurs au niveau du pubis et de la région xypho-chondro-costale ou sternale.

Nomenclature : TR 59 N 50, 540 € (figs. 12 et 13).

L'orthèse vertébrale active lombaire d'élongation (OVALE) (4)

OVALE, malgré sa trentaine d'année d'existence, reste une formule originale. Contrairement aux autres orthèses de rachis du GAO, OVALE ne nécessite pas de

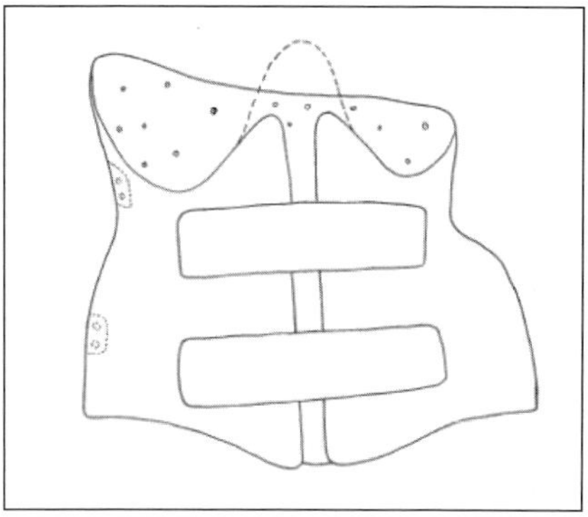

Fig. 12 - Corset gériatrique et ses deux principales options : en trait plein et ouverture antérieure, avec appui xyphoïdien ; en pointillé, monovalve à ouverture latérale, avec appui sternal franc.

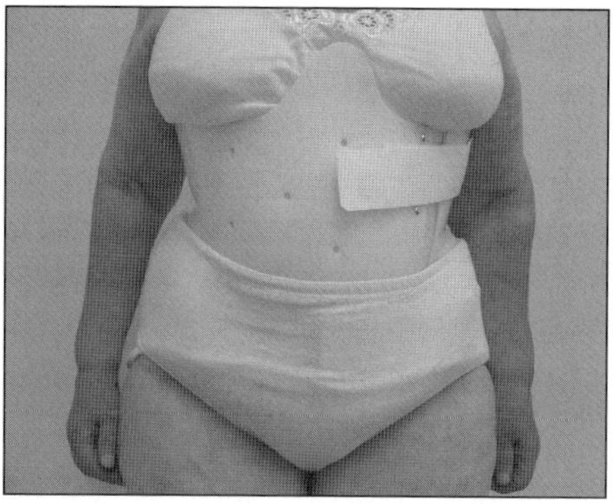

Fig. 13 - Corset en polyéthylène pour une patiente de 65 ans présentant une cyphoscoliose avec dégénérescence L3-S1. Sur moulage plâtré, avec effet « diabolo » et appui sternal.

moulage. Ce corset est réalisé à partir de trois modules préfabriqués : une plaque postérieure qui comprend une poche gonflable et deux modules latéraux au pince-taille assez marqué. La poche gonflable postérieure fait face à la forme concave du volet antérieur. Cette convergence antéro-postérieure applique assez fortement le rachis sur l'orthèse. C'est certainement le principal effet thérapeutique. Le pince-taille assez marqué réalise un effet de détraction, d'élongation rachidienne, qui soulagerait le ou les niveaux lésionnels.

Ce corset a des détracteurs. Ces derniers lui reprochent de ne pas être issu d'un moulage (ce qui limite l'adaptation individuelle) et une mauvaise adaptation de la poche (parfois dégonflée). Mais d'autres apprécient l'absence de moulage, donc la rapidité de mise en œuvre. Les modules de série s'adaptent à 80 % des patients. La fabrication sur mesure est également possible pour les 20 % restants.

La prescription médicale doit préciser l'importance de la flèche lombaire recherchée.

Nomenclature : TR 59 N 34, Grand modèle (650 €, figs. 14 et 15), petit et moyen modèle (600 €).

Mécanismes d'action des orthèses de maintien dorso-lombaire : effets attendus

Il n'est pas facile de démêler les différentes actions potentielles des orthèses sur le tronc.

Le port d'une orthèse a un rôle antalgique reconnu (5). Une ceinture lombaire efficace réduit les douleurs lombaires. Cette action est plus rapide sur la douleur dans la lombalgie récente (quelques heures à quelques jours).

L'enveloppement du tronc crée une ambiance thermique qui peut avoir une action myorelaxante et antalgique.

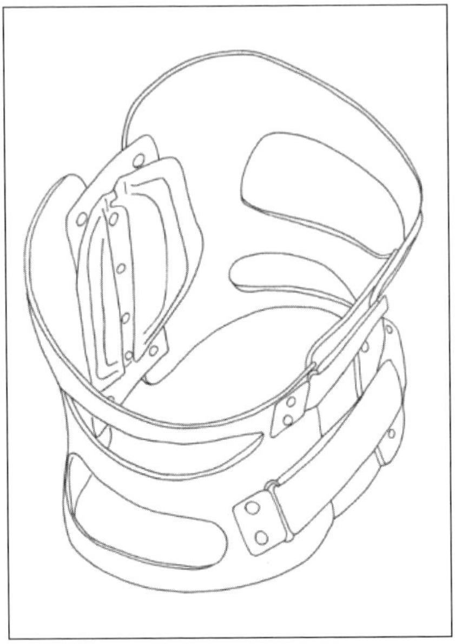

Fig. 14 - Corset OVALE.

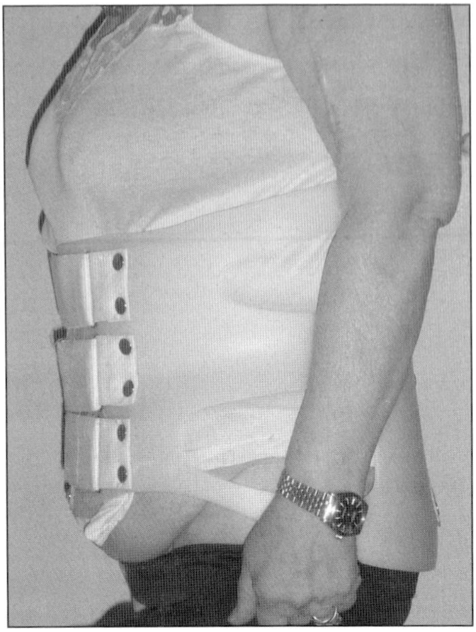

Fig. 15 - Corset OVALE porté pour lombalgies persistantes quatre mois après fracture du corps de L4 traitée par corset de type Böhler.

Le contact avec la peau a un « effet gaine » : la peau devient un capteur des mouvements et des déformations du tronc et joue alors un rôle proprioceptif. Cela pourrait expliquer l'efficacité des ceintures de série qui, bien que de faible puissance mécanique antalgique, ont un effet non négligeable (6, 7).

Une contention abdominale efficace décharge partiellement le rachis (de 20 à 30 %) du poids du haut du corps. L'augmentation de la pression intra-abdominale au repos chez le sujet lombalgique équipé d'une ceinture de soutien lombaire atteint celle observée chez le sujet sain. Cependant, pour être efficace, cette contention doit s'exercer depuis le pubis jusqu'à la pointe xyphoïde, ce qui n'est pas toujours bien supporté, surtout en période post-prandiale.

En modifiant la lordose lombaire, l'orthèse soulage les articulations vertébrales postérieures arthrosiques (délordose chez les patients avec hyperlordose lombaire).

Contention souple ou rigide ? Si le rappel proprioceptif existe dès les simples orthèses de série, plus la structure est importante, rigide et strictement adaptée au patient, et moins le rachis est mobile. Cependant, une orthèse moins rigide mais intégrée dans le schéma corporel d'un patient dans le cadre d'une prise en charge en « école du dos » peut réussir à limiter la mobilité rachidienne et en interdire les conséquences délétères.

L'action des orthèses de série sur la réduction de mobilité est réelle en inclinaison et en rotation (5, 6).

Pour contrôler la flexion, le tuteur antérieur prend appui sur le pubis et remonte jusqu'au sternum ou à la région sous-claviculaire.

La cicatrisation discale ou osseuse peut réclamer une immobilisation rachidienne stricte et nécessiter un appareillage rigide et d'une certaine amplitude.

L'articulation la plus difficile à contrôler est L5-S1 (8).

Notions complémentaires

Il n'y aurait pas d'amyotrophie lors du port d'orthèses lombaires, dans la mesure où les patients conservent une activité du tronc. Ce qui a été montré pour les ceintures mériterait d'être évalué pour les orthèses de GAO ou les CIV portés au très long cours (plusieurs décennies) :

- les compensations : l'immobilisation d'un segment d'une chaîne articulaire entraîne une compensation de part et d'autre au niveau des segments surchargés. Ceci concerne surtout la charnière lombo-sacrée. Seul un corset prolongé d'un hémi-bermuda réussirait à limiter cette mobilité résiduelle ;
- le confort du patient favorise l'observance ;
- l'impact psychologique est différent d'un patient à l'autre et varie au cours de l'évolution. L'orthèse peut amplifier la perception du handicap ou au contraire rassurer, s'intégrer dans le schéma proprioceptif et la vie quotidienne.

Beaucoup de ces notions sont discutées, en particulier lors d'une utilisation dans un contexte de vie professionnelle (9-11) : effet d'immobilisation, restriction des amplitudes extrêmes, renforcement du caisson abdominal, diminution des contraintes discales, interférence sur l'activité musculaire.

En résumé, une orthèse efficace doit permettre d'être moins algique et plus actif qu'en l'absence d'appareillage.

Prises de mesure, moulage *versus* traitement numérique (conception – fabrication assistée par ordinateur, CFAO)

Au traditionnel moulage avec des bandes plâtrées (complété de prise de mesures, périmètres, flèches…), à partir duquel est « sculpté » un positif rectifié sur lequel est formé le corset, se substitue de plus en plus une prise de forme par technique laser ou photographique. Ces données sont intégrées dans un programme informatique de retouches (Ortenpix, Vorum, Rodin 4D, Minolta,…), au cours duquel des rectifications (pince-taille, zones d'appui, zones d'expansion) sont réalisées. Cette avancée technologique n'a pas les mêmes qualités que les techniques manuelles. La posture, lors du moulage, est fondamentale (placement des membres supérieurs, traction verticale, degré de délordose) et une partie des désadaptations que l'on rencontre en consultation est en relation avec une posture inadaptée du rachis à ce moment précis de la prise de mesures. Les corrections réalisées par les mains de l'applicateur lors de la prise de moulage ou du thermoformage pour les thermoplastiques basse température n'ont plus lieu. La recherche de la position antalgique ou des pressions efficaces pendant le moulage n'existe plus dans les nouveaux protocoles. Les récents développements des programmes numériques seraient en mesure de gérer l'importance et la qualité des tissus mous. Indiscutablement un progrès entre des mains expertes (pas de positifs en plâtres lourds à mobiliser, archivage des formes), les mises en œuvres numériques éloignent cependant le technicien du rachis de son patient : un patient pourrait être pris en charge sans contact direct et manuel avec l'orthoprothésiste…

Durée d'utilisation

Les corsets en coutils peuvent être renouvelés tous les ans. Quand ils sont portés au long cours, les corsets du GAO ont une durée d'utilisation minimum théorique de trois ans (sauf pour le corset en polyuréthane qui ne dure que quelques mois). Si les corsets plastiques résistent mieux au temps, ce sont les moyens de fermeture (surtout les fermetures auto-agrippantes) qui peuvent justifier une remise en état avant que le corset ne soit abandonné ou remplacé.

Indications des orthèses de maintien dans les principales pathologies du rachis dorso-lombaire de l'adulte (12, 13)

Les orthèses ne sont pas une monothérapie, mais elles sont associées à l'éducation du patient, aux médicaments, aux traitements masso-kinésithérapiques et gymniques, à la chirurgie, etc., qui ne sont pas développés ici.

Lombalgies et lombo-radiculalgies de moins de trois mois

Selon l'Anaes (recommandations de février 2000), il n'y a pas d'indication à la prescription d'orthèse dans les lumbagos ou lombo-radiculalgies aigus.

En pratique, il est difficile de laisser un patient hyperalgique au-delà d'une semaine, sans lui proposer une aide sous forme de contention.

Une ceinture de série peut être prescrite en première intention. On choisit un double serrage (le deuxième affermit l'appui postérieur et le soutien abdominal ; en la plaçant un peu en diagonale vers le bas, la pression verticale sur les viscères abdominaux augmente la sensation de soulagement lombaire).

Lorsqu'il existe une déformation importante en baïonnette, il est souhaitable d'envisager un lombostat en résine, en plâtre ou en Aquaform, éventuellement modifié ou renouvelé, pour corriger progressivement la déformation.

En pratique, la durée de cette période aiguë ne doit pas dépasser six semaines, au-delà le risque est grand de passer à la chronicité.

Lombalgies, lombo-radiculalgies chroniques, hernies discales

Selon les recommandations de l'Anaes (décembre 2000) : « *L'intérêt d'une contention lombaire reste à démontrer dans la lombalgie chronique. Elle ne doit pas être un traitement de première intention (accord professionnel).* » Cependant, selon notre expérience, quand le patient reste algique au-delà de six à douze semaines après un lumbago ou une lombo-radiculalgie, il est légitime d'envisager, ou de faire évoluer l'appareillage.

On choisit un lombostat en résine polyuréthane (Neofract®), un corset en thermoplastique (TR59N50) sur moulage ou un OVALE. Le premier peut être considéré comme un appareil provisoire. Les deux autres doivent être prescrits pour un port minimum de trois mois (soit un coût de 5-6 €/j). Ils remontent le plus souvent jusqu'à T 9. Le niveau de la douleur et les répercussions sur la vie quotidienne sont des éléments entrant dans la décision de prescription.

Passé un délai de six à douze mois se pose la question du confort dans la durée. On peut alors proposer des lombostats en coutil armé, surtout pour les sujets âgés (CIVB 1 ou 2), ou des orthèses en polyisoprène.

Lombalgies chroniques par surcharge des articulaires postérieures

Un tableau douloureux dans le contexte d'une forte accentuation de la lordose lombaire, d'une surcharge pondérale avec protusion abdominale, d'un déficit musculaire (abdominaux, extenseurs du rachis) peut amener à prescrire une orthèse. Son rôle (corset en polyéthylène, coutil ou cuir armé) est de maintenir une position antalgique en délordose. Les discopathies étagées, les lésions dégénératives étendues peuvent bénéficier de ces orthèses.

Soulignons les difficultés d'appareillage que posent les personnes obèses : impossibilité de marquer le pince-taille, intolérance des pressions abdominales, inefficacité des appuis...

Hernie discale opérée

Le patient opéré d'une hernie discale quitte le service de chirurgie habituellement sans contention. Dans le contexte de lombalgies ou lombo-sciatalgies persistantes après cure de hernie discale, il convient d'éliminer une complication infectieuse ou une récidive, et l'on se retrouve dans la situation de chronicité évoquée précédemment.

Fractures du rachis

Fracture rachidienne stable et traitement orthopédique

Environ 6 000 fractures thoraco-lombaires par an bénéficient d'un traitement orthopédique. Le niveau de la fracture commande la hauteur de l'appareil, une phase de réduction préalable est parfois nécessaire. L'orthèse en polyéthylène sur moulage est un bivalve. Elle est dérivée du plâtre de Böhler, selon le principe du trois points : pubien, sternal ou sous-clavier, et dorsal avec fenêtrage épigastrique. Le niveau lésionnel le plus habituel est L1-L2 (orthèse de niveau T 9 avec appui antérieur sternal). Quand la fracture est dorsale et cyphosante, le corset remonte en avant jusqu'au niveau sous-clavier. Si la fracture est stable, la verticalisation est précoce (quelques jours). Si la fracture est instable, la verticalisation est différée d'environ six semaines. Il remonte haut en arrière, jusqu'en T3-T4, il s'appuie en bas en sacro-iliaque, le pince-taille est marqué. Il remonte également haut en avant, jusqu'au niveau sous-claviculaire. La valve antérieure est largement découpée pour permettre l'ampliation thoracique.

En cas de fracture lombosacrée, il convient d'envisager un corset lombo-pelvi-fémoral de type hémi-bermuda.

Le corset en mousse de polyuréthane (Neofract®) répond également à cette indication. Il peut être réalisé en urgence, sous quelques heures, par une équipe entraînée.

Le corset d'immobilisation rachidienne est porté trois mois minimum. Il peut être suivi d'un corset moins contraignant pendant encore quelques mois quand l'obligation de maintenir une immobilisation se prolonge.

Fracture rachidienne et traitement chirurgical

L'ostéosynthèse rachidienne peut être complétée, ce n'est pas systématique, par une contention externe par corset bivalve. Cela dépend de la technique chirurgicale utilisée. Une ostéosynthèse postérieure peut nécessiter un complément orthétique. Une ostéosynthèse rachidienne complétée d'une greffe antérieure n'en nécessite pas. On retrouve les paramètres précédents et, en fonction des habitudes locales, on choisira le Neofract® ou le polyéthylène. À noter que lorsque l'atteinte vertébrale s'accompagne d'une lésion neurologique, l'indication du corset en plastique transparent semblerait être opportune en matière de surveillance des téguments.

Spondylolisthésis

La découverte d'une lyse isthmique chez un jeune patient lombalgique souvent sportif doit conduire à une prescription d'une orthèse en délordose. Si la lésion est récente (scintigraphie positive), il existe une probabilité non seulement d'améliorer la douleur mais aussi parfois d'obtenir une consolidation.

Le spondylolisthésis, s'il devient symptomatique, relève aussi d'une contention, en sachant que le niveau L5-S1 devrait bénéficier d'un corset lombo-pelvi-fémoral de type hémi-bermuda. Certaines équipes chirurgicales proposent une phase d'immobilisation avec ce corset hémi-bermuda à titre de test avant l'arthrodèse.

Les spondylolisthésis étagés du rachis dégénératif de l'adulte souvent âgé relèvent de contentions rigides, comme dans les situations chroniques déjà évoquées, avec une probabilité élevée de contention au long cours.

Spondylodiscite et discopathie destructrice rapide

L'immobilisation est susceptible de réduire la douleur, de limiter et prévenir les déformations. On préconise le corset plastique bivalve dont l'amplitude est fonction du niveau lésionnel.

Scoliose, cypho-scoliose de l'adulte et de la personne âgée (14, 15)

Le vieillissement de la population nous conduit à traiter de plus en plus de patients présentant d'importantes déformations rachidiennes ; il peut s'agir de l'évolution d'une scoliose de l'adolescence ou d'une scoliose dégénérative de l'adulte.

Les scolioses lombaires relèvent d'un corset à appui péri-xyphoïdien ; les scolioses dorso-lombaires nécessitent de plus grandes orthèses qui enveloppent tout le tronc, du pelvis à la partie supérieure du thorax (TLSO, *Thoraco-Lombo-Sacral-Orthosis*, sur le modèle de la figure 11, mais avec prise en compte de la déformation du rachis dans les trois axes), bien capitonnées quand ces personnes sont maigres. Elles sont monovalves à ouverture antérieure ou latérale, réalisées en polyéthylène capitonné, en polycaprolactone (plastique basse température formé directement sur le corps du patient) ou en cuir armé. Un des soucis concerne l'appui sternal ou sous-claviculaire. Le polyéthylène peut s'avérer insuffisant et réclamer un renfort en Plexidur ou en métal. On peut également réaliser le corset en polypropylène, plus rigide, moins déformable.

Une réduction par plâtres successifs réalisés en milieu hospitalier précède parfois la fabrication d'un corset pour cypho-scoliose (14).

La correction de la composante cyphotique est réalisée par un appui antéro-postérieur. Pour être efficace, le rebord postéro-supérieur de l'orthèse doit se situer à 1 cm sous le sommet de la cyphose.

Ostéosynthèse rachidienne sur rachis dégénératif

L'ostéosynthèse rachidienne est extensive et se suffit à elle-même. On peut souhaiter « sécuriser » la situation pour une durée limitée, en ayant recours à une orthèse de type TLSO, comme dans les rachis traumatiques opérés.

Camptocormie et maladie de Parkinson

Il s'agit d'une flexion du tronc en avant à la station debout et à la marche cédant en décubitus, parfois associée à une maladie de Parkinson, avec une atteinte myopathique focale souvent évoquée. Il convient de proposer un corset avec reconstitution de la lordose et appui xyphoïdien.

Tous les types d'orthèses peuvent être proposés. Le corset cuir a été utilisé avec un certain succès dans cette indication (15).

Un élément important à prendre en compte est que l'appareillage ne doit pas remettre brutalement en question, sans préparation et analyse préalable, l'adaptation progressive aux modifications de la posture et de l'équilibre.

Spondylarthrite ankylosante

La correction d'une cyphose losqu'elle est récemment installée, encore souple, est justifiée par un corset dit de Swaim.

Gestion des désadaptations

Nous rencontrons deux principales situations :

- soit la désadaptation a lieu à distance de la livraison après une période de satisfaction. On recherchera alors une prise ou une perte de poids, une évolution de la pathologie, un changement dans le contexte d'utilisation. L'accoutumance à un nouveau matériel a des limites souvent vite atteintes, en particulier chez les personnes âgées ;
- soit l'intolérance est immédiate et il faut reconsidérer les choix techniques et l'application. Quand il y a *dysappareillage*, insatisfaction d'emblée du patient, on doit remettre en question les choix techniques et s'intéresser à la prise initiale des formes et à la réalisation du positif. Les hypercorrections (traction par collier de Sayre, par exemple), tolérées le temps d'un moulage, peuvent ne plus l'être au long cours.

La vitesse d'exécution, la délégation de responsabilité (celui que rencontre le patient n'est pas celui qui fabrique), la sous-traitance, un défaut d'écoute des patients qui expriment parfois peu clairement le « ressenti » de leurs problèmes de tolérances des orthèses... sont autant de facteurs qui rendent certaines situations inextricables.

À titre d'exemple, voici une femme âgée de 85 ans vue dans le contexte d'un *dysappareillage* (prescription extérieure à la consultation). Elle présente une scoliose majeure dorso-lombaire gauche (fig. 16 A). Elle n'était pas satisfaite d'un premier corset réalisé d'après une prise d'empreinte « numérique ». Il a été refait après moulage traditionnel par bandes plâtrées (sans correction, sans appui sur la gibbosité), positif rectifié à la main, mais avec une ouverture antérieure qui le rend inefficace (figs 16 B et D). La correction est pourtant possible : une main sous la gibbosité lombaire gauche, l'autre thoraco-sternale droite (fig. 16 C).

Les patients âgés scoliotiques douloureux sont parmi les plus difficiles à appareiller. Souhaitons que les technologies numériques 3 D nous permettent d'améliorer prochainement les prestations d'appareillage.

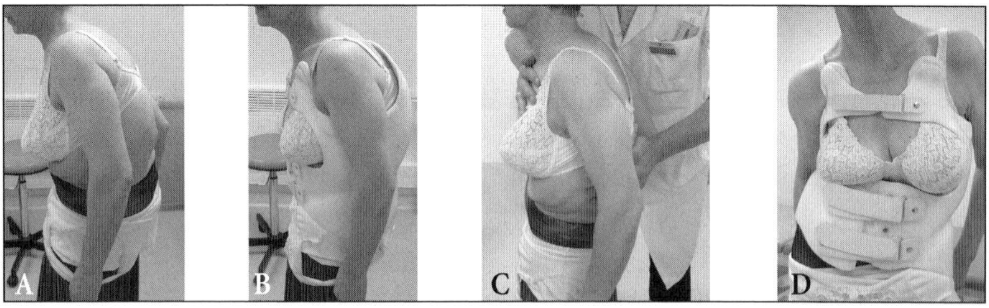

Fig. 16 - **A** sans corset, **B** avec corset fait selon un moulage manuel, peu de modification de la cypho-scoliose, **C** réductibilité de la cypho-scoliose, **D** de face : explication : avec l'ouverture médiane antérieure les appuis sous-claviers sont trop souples. On peut discuter encore la hauteur sous-axillaire gauche trop haute ; le manque de soutien sous-axillaire droit ; la hauteur en arrière, au-dessus de la cyphose. Il faudra refaire ce corset.

Conclusion

Nous avons tenté de décrire l'ensemble de l'appareillage, petit et grand, disponible dans la nomenclature pour aider à prendre en charge la pathologie rachidienne de l'adulte. Les faibles niveaux de preuves des études antérieures ne doivent pas empêcher la préconisation de ces orthèses. Elles sont parfois la moins mauvaise solution, elles sont souvent une aide efficace.

La synergie prescripteur-appareilleur est nécessaire, indispensable. Les prescriptions les plus précises et les plus pertinentes émanent le plus souvent de médecins spécialisés. La qualité de la fabrication répond également à un haut degré de spécialisation de l'ortho-prothésiste. La participation d'appareilleurs aux consultations spécialisées profite aux patients, car chacun affine son savoir-faire selon les succès et les échecs.

À une pathologie donnée peuvent répondre plusieurs orthèses appartenant au PAO ou au GAO, ce qui implique des circuits de fabrication-distribution, de coûts et de prise en charge très différents. L'évaluation de la durée de port, du contexte d'utilisation et de l'aptitude du patient à porter telle ou telle orthèse rendra plus efficace et pertinente la prescription.

Souhaitons que des travaux cliniques, techniques et statistiques nous permettent de mieux prescrire à l'avenir les orthèses pour rachialgies chez l'adulte.

Références

1. Liste des produits et prestations remboursables, UCANSS (Union des caisses nationales de Sécurité sociale) ; Journal officiel ; amelie.fr (site Internet de la CRAMIF)
2. Sautreuil P, Delacoux J (1998) Orthèses de maintien lombaire, Panorama technique. In Entretiens de Montpellier 335-45
3. Sautreuil P, Fodé P (1998) Les orthèses, in Traité de Médecine physique et de réadaptation, Flammarion, Paris 306-10
4. Wallez B, Derriennic A, Eveno D (1992) L'orthèse vertébrale active d'élongation (OVALE) Rachis et appareillage in Springler-Verlag Paris 153-7
5. Valle-Jones JC, Walsh H, O'Hara J *et al.* (1992) Controlled trial of a back support ('Lumbotrain') in patients with non-specific low back pain. Curr Med Res Opin 12: 604-13
6. Calmels P, Abeillon G, Domenach M *et al.* (1989) Étude comparative des mouvements lombaires résiduels lors du port d'un lombostat platré court et d'une ceinture lombaire en coutil baleiné. J Réadapt Med 1: 12-6
7. Thoumie P, Drape JL, Aymard C, Bedoiseau M (1998) Effects of a lumbar support on spine posture and motion assessed by electrogoniometer and continuous recording. Clin Biomech (Bristol, Avon) 13: 18-26
8. Miller RA, Hardcastle P, Renwick SE (1992) Lower spine mobility and external immobilization in the normal and pathologic condition. Orthopaedic review 21: 753-7
9. Lavignolle B, Villateau J, Buestel J *et al.* (1998) Orthèses lombaires et vie professionnelle, Progrès en médecine physique et de réadaptation, Masson 350-9
10. Kerkour K, Meier JL (2001) Influence du port d'une ceinture lombaire sur la force isocinétique des muscles du tronc. Isocinétisme et Rachis. Masson 45: 41-5
11. Mc Gorry RW, Hsiang SM (1999) The effect of industrial belts and breathing technique on trunk and pelvic coordination during a lifting task. Spine 24: 1124-30

12. Poireaudeau S, Revel M (1998) Orthèses de soutien lombaire : limites du concept, modes d'actions, principales variétés, Progrès en médecine physique et de réadaptation, Masson 320-5
13. Calmels P, Fayolle-Minon I, Abeillon G (1998) Quand et à qui proposer une orthèse de soutien lombaire ? Progrès en médecine physique et de réadaptation, Masson 375-85
14. Viladot R, Ximeno L, Alvarez, Josa M (1992) L'appareillage du rachis en gériatrie. Rachis et Appareillage, Springler-Verlag Paris 165-70
15. Biot B (1998) Orthèses de soutien lombaire chez le sujet âgé, Progrès en médecine physique et de réadaptation, Masson 345-50
16. Lecante P (1989) Appareillage du tronc gérontologique. Techn Orthop Int n° 7, 37-44
17. Pardessus V, Compere S, Tiffeneau V *et al.* (2005) Appareillage par corset cuir des postures camptocormiques : à propos de 31 cas, Annales de réadaptation et de médecine physique 48, 603-9

Rachialgie, acupuncture et médecine physique

P. Sautreuil et A. Cadoret

Résumé

L'acupuncture-moxibustion est une médecine chinoise plurimillénaire mais également très moderne, efficace dans le traitement de la pathologie de l'appareil locomoteur. Sa place dans une prise en charge de médecine physique des rachialgies est *dessinée* dans cet article.

Mots-clés

Acupuncture, rachialgies, *trigger points*, *qi*, *deqi*.

Abstract

Acupuncture and moxibustion have been a part of traditional Chinese medicine for more than thirty centuries, but they also provide very modern therapy that has proven effective in treating musculoskeletal disorders. This article describes its place in physical therapy for back pain.

Keywords

Acupuncture, moxibustion, *trigger points*, *Qi*, de *Qi*

Introduction

Notre formation initiale ou continue nous amène parfois à rencontrer des collègues, des pratiques différentes ou particulières, qui nous ouvrent des perspectives intellectuelles ou professionnelles immenses. L'acupuncture moxibustion (*zhen jiu*, 针灸), une des branches de la pluri-millénaire médecine chinoise (*zhong yi*, 中医), en est un exemple remarquable.

Elle est l'art de stimuler l'Énergie, les Souffles (*qi*, 氣) circulant le long de 14 méridiens (12 bilatéraux et 2 médians) en utilisant des aiguilles ou des bâtons de moxas au niveau des 360 points d'acupuncture répartis sur le corps.

Nous allons nous intéresser à une version moderne de cet art antique, la puncture des *trigger points*, pour revenir ensuite à sa forme énergétique dans les rachialgies. Ces deux approches s'intègrent sans difficulté à la prise en charge en médecine physique.

Bref rappel historique

Les origines de l'acupuncture chinoise sont intimement liées à celles de la civilisation chinoise et en particulier au taoïsme. Au cours des siècles, de grands ouvrages ont été rédigés : *Huangdi Nei jing* (*Classique de l'Interne de l'Empereur Jaune*, 400 ans avant J.-C.) et ses deux parties, *Su Wen* (*Questions Simples*) et *Ling Shu* (*Pivot Spirituel*) ; *Nan jing* (*Classique des Difficultés*) ; *Shang han lun* (*Traité du Froid Nocif*, Zhang Zhong jing, l'« Hippocrate chinois »), 142-220 après J.-C. ; *Zhen jiu da cheng* (*Grandes Règles de l'Acupuncture*, Yang Jizhou, 1601) (1). L'acupuncture fut introduite au Japon, en Corée, au Vietnam, ces deux derniers pays ayant pendant de longues périodes vécu sous occupation chinoise.

Soulié de Morant (1878-1955), diplomate, homme de lettres, a été le génial importateur du savoir faire dont il avait acquis la maîtrise en Chine au début du XXe siècle. Il était aussi un remarquable traducteur doublé d'un dessinateur exceptionnel. Son œuvre majeure, l'*Acupuncture chinoise*, (*zhen jiu fa*, 针灸法, publiée en 1957) (2), comprend un atlas dont les schémas comportent pour la première fois le squelette, les muscles et leurs tendons, repères indispensables pour localiser avec précision les points. Cet ouvrage, synthétisant les principaux textes chinois et japonais, reste inégalé. L'*Acupuncture* de Soulié de Morant, chinoise mais intégrée à la médecine scientifique contemporaine, pratiquée à l'hôpital, a ensuite rayonné dans tout le monde occidental. Ultérieurement, s'est développée en France une tendance traditionaliste, différente voire indépendante de la médecine scientifique. Actuellement, l'acupuncture est surtout une pratique de médecins généralistes libéraux. Les spécialistes de MPR qui l'utilisent sont rares (3).

Approche occidentale

Points d'acupuncture, points ashi et *trigger points*

Notre pratique de l'acupuncture se veut contemporaine. Elle intègre les différents courants chinois et japonais, classiques et modernes.

On sait que les 360 points d'acupuncture qui se répartissent sur la peau sont des zones de moindre résistivité de la peau. Mais on n'a pas encore percé le mystère de leur structure anatomique, pas plus qu'on appréhende celle des méridiens, ces lignes qui rejoignent les extrémités des doigts et des orteils au thorax ou à la tête. Le choix du mot méridien, une ligne fictive pour partager l'espace, reste, jusqu'à ce jour, parfaitement adapté. Les hiérarchies entre les méridiens, leur caractère yang ou yin (阳, 阴), leurs liens avec les organes et la dimension holistique de l'acupuncture (l'Homme, microcosme face à l'univers et macrocosme face à sa structure interne) ne seront pas abordés.

Il faut cependant savoir que les travaux de recherche en neurosciences les plus sophistiqués confirment les allégations ancestrales des médecins acupuncteurs chinois.

Les Chinois contemporains sont pragmatiques et savent simplifier leur utilisation des aiguilles en piquant les points douloureux. Le point Ashi (*a shi*, 啊 是 «, « ah ! » pour exprimer la douleur et « shi » (prononcer *cheu*) pour : « c'est là que j'ai mal ! ») est un point douloureux, spontanément et/ou à la palpation. Il se situe souvent au niveau d'un point d'acupuncture, mais pas systématiquement. Pour les acupuncteurs asiatiques, sa puncture se complète d'une pratique particulière, la recherche du *de qi* (得氣 , *de* saisir, *qi* souffle ou énergie).

À la recherche du *de qi*

La recherche du *de qi* est peu enseignée en France alors qu'elle est au cœur de la pratique en Chine (4), au Japon, ou au Vietnam. Elle consiste à faire tourner entre les doigts l'aiguille d'acupuncture par un mouvement alternatif rapide (un quart de tour maximum, plus d'amplitude serait inutilement douloureux) accompagné ou non d'un mouvement de va-et-vient en profondeur (2 à 3 mm d'amplitude). Cette technique permet d'avoir le retour sensoriel du patient qui sent, quand la poncture est bien réalisée et la recherche du *de qi* efficace, montrer une douleur de plus en plus vive. Quand il y a correspondance, en localisation et qualité, entre la douleur dont souffre le patient, celle provoquée par l'examen clinique et de celle du travail de l'aiguille, l'efficacité du soin est maximum.

L'aiguille d'acupuncture, 3 à 6 cm de longueur, 0,25 à 0,28 mm de diamètre, est minuscule. Sa petite taille oblige à beaucoup de précision dans la localisation du point et dans celle du geste de puncture.

Syndromes myo-fasciaux, *trigger points*

J. Travell et G. Simons (5) ont marqué la médecine physique en reliant des tableaux de douleur des membres, de la tête et du rachis à des cordons musculaires indurés et douloureux à la palpation : les *trigger points.* Ils ont également fait des propositions thérapeutiques innovantes. Pour eux, quelle que soit l'origine du *trigger point*, il bénéficie d'un double traitement associant élongation vive et réfrigération de la peau. Cette combinaison a pour but de casser une chaîne de commande musculaire perturbée, responsable de la contracture permanente d'un faisceau musculaire. Les mêmes auteurs préconisent également, en cas d'échec de cette technique, des infiltrations avec des produits anesthésiques de ces *trigger points* musculaires.

Syndrome cellulo-téno-myalgique et acupuncture

Robert Maigne a formé un grand nombre d'entre nous aux thérapeutiques manuelles. S'appuyant sur les travaux de Travell et Simons mais aussi de Cyriax, il a apporté une contribution remarquable à la différenciation des tableaux cellulo-téno-myalgiques. Pour lui, le traitement consiste en manipulations vertébrales spécifiques du segment mobile en « dérangement ». Ce n'est pas exclusif d'injections de *trigger points.* Il reconnaît aussi le rôle potentiel des aiguilles « sèches », mais à notre avis, elles ne sont efficaces que lorsque l'on pratique la recherche du *deqi*[1], (6). Plusieurs syndromes cellulo-téno-myalgiques répondent bien aux aiguilles d'acupuncture, en particulier au niveau cervical.

Acupuncture scientifique

La « révélation » de l'efficacité de l'analgésie par électro-acupuncture, découverte à Shanghai à la fin des années cinquante, médiatisée à l'époque du voyage de Nixon en Chine (1972), a accéléré l'expansion de l'acupuncture dans le monde et a généré de nombreux travaux de recherche. Elle a ouvert la voie à une validation scientifique de l'acupuncture. Le volume de publication dans ce domaine connaît une croissance exponentielle. Citons : Han Ji sheng (Président de l'Institut de neuro-science de Pékin) et son équipe dont trente années de travaux ont été résumées dans *Acupuncture & Moxibustion* (6) ; G. Stux et B. Pomeranz (qui ont vulgarisé l'acupuncture scientifique [7]) ; Cho Z.H. (qui a montré, à l'aide du Pet-scan, l'équivalence au niveau des aires cérébrales entre stimulation visuelle ou auditive et stimulation de deux points proches mais différents de la jambe (8) ; Georges Cantoni (médecin général de l'armée de l'Air) et Jacques Pontigny (ingénieur électronicien [9, 10]) ; Marc Piquemal (spécialiste de bio-électricité humaine [11]) ; Eugenia Bassani (la pulsogie, une autre dimension du diagnostic en médecine chinoise [12])…

De nombreux Occidentaux et Orientaux ont cherché et cherchent à éclairer, justifier, comprendre la médecine chinoise, et en particulier l'acupuncture, avec les outils de la science contemporaine. La biophysique, la neurobiologie, l'immunologie, la psychologie, l'imagerie apportent nombre d'explications au fonctionnement du point d'acupuncture, du mouvement de l'« énergie » et des effets de l'aiguille sur les neuromédiateurs ou les biodifférences de potentiel cutanées.

Shiatsu et acupuncture au Japon

Les Japonais ont une technique de massage très élaborée, le *shiatsu* (le mot vient d'un terme chinois, *zhi ya,* 指压 , qui signifie « appuyer avec les doigts »). La double formation des praticiens japonais, à l'acupuncture et aux massages, les amène à une compréhension intégrée de la physiopathologie des *trigger points* (16). Ils différencient plusieurs stades d'évolution du *trigger point* : induration musculaire, *trigger point* latent, *trigger point* actif. L'importance qu'ils donnent à la composante vasculaire neurovégétative du *trigger point* leur impose une progressivité dans le geste de massage et une pratique privilégiant les étirements, dans le sens des fibres musculaires et non pas transversalement (fig. 1). Un *trigger point* peut projeter à distance des douleurs référées.

Les trois principaux stades évolutifs des *trigger points* dans le temps, d'un stade initial fonctionnel à un stade tardif chronique, interférant avec le système nerveux autonome local et compromettant les intégrations segmentaires et intersegmentaires musculaires (fig 1).

Posturologie et acupuncture

Bernard Bricot, acupuncteur et auriculo-acupuncteur, a été un précurseur dans le domaine de la posturologie (13). Ses travaux en acupuncture et posturologie ont été prolongés par Georges Willem (14). Le traitement à la « racine » des douleurs et non pas

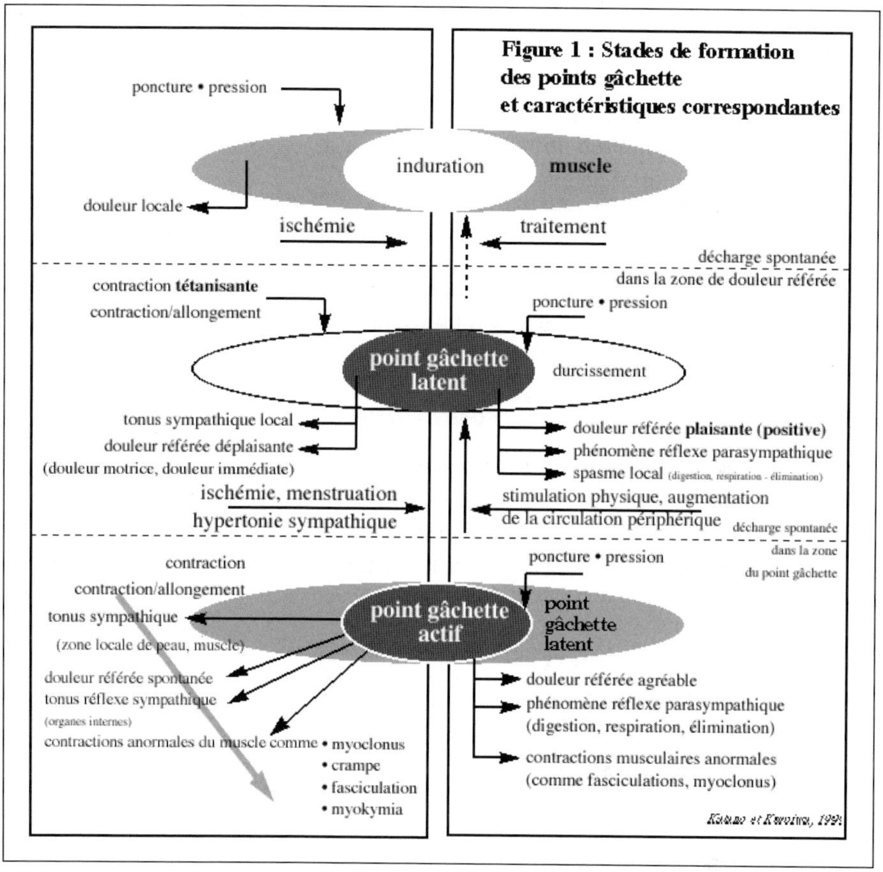

Fig. 1 - Les trois principaux stades évolutifs des *trigger points* dans le temps, d'un stade initial fonctionnel à un stade tardif chronique, interférant avec le système nerveux autonome local et compromettant les intégrations segmentaires et intersegmentaires musculaires.

seulement au niveau « brindille » est une nécessité, quel que soit le choix des moyens. Utiliser les aiguilles pour intervenir sur l'un des circuits d'entrée sensorielle ou d'effecteur moteur est un de nos axes de travail dans la sclérose en plaques (15).

Acupuncture d'application locale

Dans les pathologies de l'appareil locomoteur, ses indications sont nombreuses. Parmi les auteurs qui participent à l'application de cette acupuncture directe et simple dans sa conception, citons M. Tran Dinh Can, méticuleux dans son art de rechercher les *trigger points* et dans celui d'appliquer les aiguilles d'acupuncture (17), ainsi que le réalisme et l'expérience clinique de Chan Gunn (18).

Tableaux cliniques, applications aux rachialgies

Les muscles paravertébraux, les grand et moyen fessiers, les carrés des lombes, les rhomboïdes, les trapèzes sont le site de nombreux *trigger points* dont le diamètre varie de celui d'un petit crayon à celui de sa mine.

Lombalgie et charnière lombosacrée

La puncture des espaces inter-épineux L4/L5,L5/S1, S1/S2 ou S2/S3 peut être résolutive à elle seule de tableaux douloureux chroniques anciens. Celles de *trigger points* des gouttières paravertébrales également. Un point souvent très douloureux se situe dans l'angle ilio-lombaire, dans un creux, au-dessus de l'articulation sacro-iliaque.

Lombalgie et charnière dorso-lombaire

L'enseignement de R. Maigne est très utile dans ce contexte. La poncture des points paravertébraux (D9/D10/D11) et les points de crête fait s'estomper et disparaître la symptomatologie. Nous avons vu plusieurs patients non améliorés, voire aggravés après cure de hernie discale ou ostéosynthèse rachidienne, améliorés par plusieurs séances de traitement par aiguilles.

Radiculalgies sciatiques

La cartographie des radiculalgies L5 et S1 se superpose presque totalement aux trajets des méridiens *zu tai yang* (足太阳, dit de Vessie) et *zu shao yang* (足少阳, dit de Vésicule Biliaire). Pour une plus exacte correspondance, il faut ajouter le 3 Foie (*tai chong*, 太冲 , méridien *zu jue yin*, 足厥阴), dans le premier espace métatarsien. L'impact sur les sciatiques chroniques est plus franc que sur les sciatiques aiguës (efficacité plus grande des médicaments antalgiques et anti-inflammatoires). Les points douloureux correspondent le plus souvent à des points d'acupuncture et la connaissance des chartes de points aide beaucoup à réussir le traitement avec les aiguilles (fig. 2).

Scolioses douloureuses

Certaines personnes âgées développent des scolioses et cypho-scolioses douloureuses. Sans résoudre au fond le problème, l'impact des aiguilles est double : améliorer (parfois pour plusieurs semaines) une personne très algique et dédramatiser la situation en montrant qu'elle n'est pas désespérée, pas exclusivement articulaire ou discale comme le laissent penser les radiographies mais également musculaire puisque les aiguilles sont implantées dans les muscles et qu'elles ont une certaine efficacité. Les points douloureux sont paravertébraux, en majorité dans les convexités des courbures, mais pas exclusivement.

Impaction thoraco-pelvienne

Cela fait partie du paragraphe précédent, mais les quelques expériences vécues dans ce domaine montrent que, même en ne changeant rien à une situation problématique, soulager une douleur musculaire apporte beaucoup à ces patients désespérés par leur contexte vertébral et par la difficulté à trouver dans l'appareillage une solution efficace.

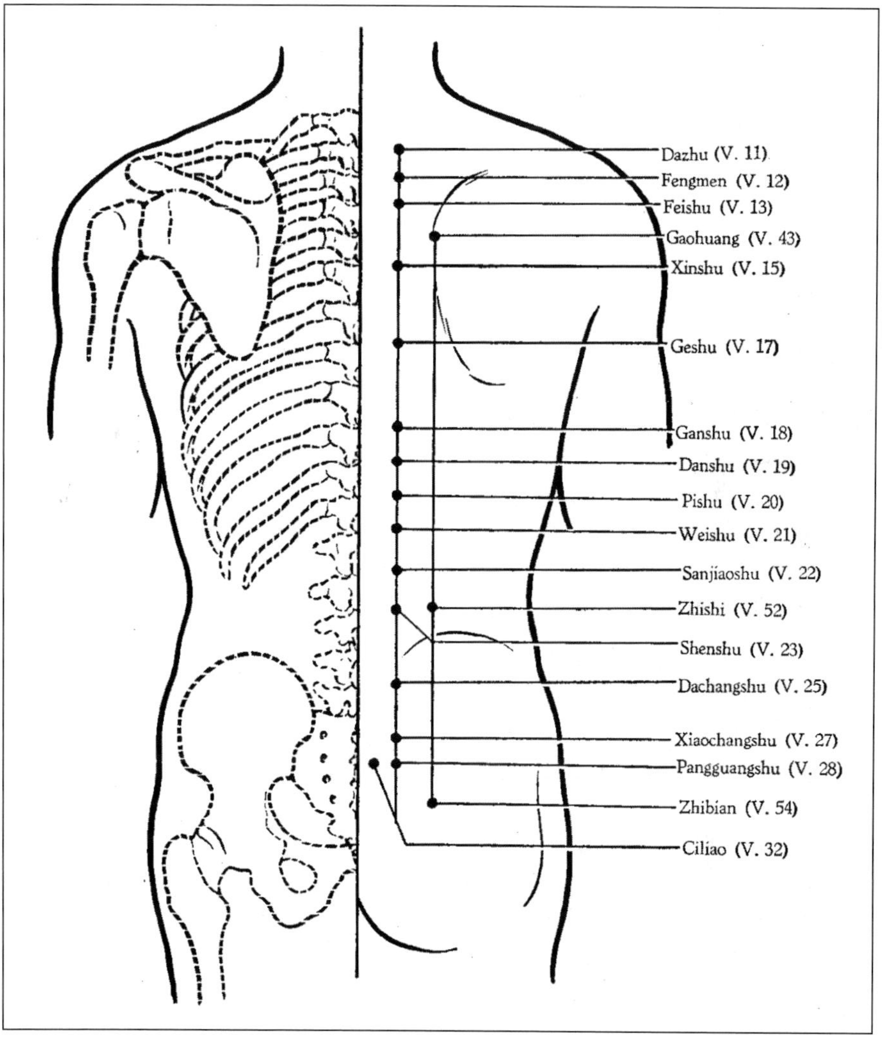

Fig. 2 - Schéma des points du méridien « vessie », qui avec ceux du méridien *du mai* et les points *huatojiaji,* sont les principaux sites d'acupuncture dans la pathologie du rachis dorso-lombo-sacré (d'après le *Précis d'Acupuncture Chinoise.* Éd. en langues étrangères. Pékin, 1977).

Spondylolisthésis

L'efficacité de quelques aiguilles dans ce contexte est toujours surprenante, car la lésion vertébrale est radiologiquement évidente et le rôle des aiguilles indiscutable. C'est la pérennisation du succès qui pose problème.

La palpation de *trigger points* dans les gouttières paravertébrales doit être rigoureuse. Une séance toutes les quatre à six semaines permet dans les meilleurs cas (en association à une contention lombaire, au maintien d'une bonne musculature, à la gestion des situations à risque, etc.) de maintenir le niveau algique à un niveau compatible avec une vie subnormale (EVA = 3,5/4 sur 10).

Acupuncture énergétique

Certaines situations répondent mieux à une acupuncture énergétique, d'autres bénéficient des deux approches qu'il faut savoir conjuguer.

L'examen du rachialgique retrouve toujours des contractures musculaires que l'on peut mettre en évidence par le test des pouces montants : sur le patient se tenant bien droit, les pouces de l'examinateur sont placés de part et d'autre du rachis, horizontalement sur les muscles paravertébraux ; on demande au patient de se pencher en avant ; si un des pouces monte par rapport à l'autre, cela signifie que les tissus sous-jacents sont rétractés, en général par une contracture, que l'on peut localiser en testant ainsi chaque étage du rachis ; puis par la palpation **en profondeur** des muscles para-vertébraux, sans oublier d'examiner les psoas, dont la contracture participe à la pathologie. Ces tensions musculaires nécessitent d'être traitées le plus tôt possible, car si elles sont fonctionnelles au début, leur persistance va entraîner un changement organique de la fibre musculaire avec modification histologique (20), beaucoup plus difficile à traiter. Ces contractures vont être responsables de blocages articulaires, vertébraux, sacro-iliaques que l'on peut libérer par différentes techniques de médecine manuelle : manipulations, décordages, techniques myotensives, etc. La pratique montre que, bien faites, en respectant les contre-indications (inflammation articulaire, compressions radiculaires, etc.), ces techniques ont une efficacité immédiate dans la plupart des cas. En cas d'échec ou d'insuffisance, l'acupuncture peut être utilisée soit de façon symptomatique sur les *trigger points*, soit selon les règles de la médecine traditionnelle chinoise qui prend en compte l'état « énergétique » global du patient : la rachialgie est une conséquence d'un trouble local de la circulation du « sang » (*xue*, 血) et de l'« énergie » (*qi*, 氣). Cet état énergétique résulte du mélange de l'« inné », l'hérédité avec ses points forts et ses points faibles, et de « l'acquis », le vécu de la personne, son environnement au sens large (nutritionnel, climatique, émotionnel, professionnel, etc.). La médecine traditionnelle chinoise va agir en renforçant l'énergie « héréditaire », ou du moins empêcher qu'elle ne s'épuise trop vite (vieillissement), et intervenir sur les causes environnementales par des conseils diététiques et d'hygiène de vie, et par acupuncture, pour chasser les « agents pathogènes internes » (perturbations émotionnelles) et « externes » (vent, froid, humidité, chaleur) ou pour chasser l'énergie des traumatismes responsables de la « stagnation de l'énergie et du sang » qui provoquent douleur et blocage du *qi*. Si l'acupuncture est surtout connue pour l'utilisation des aiguilles, la moxibustion (technique de stimulation des points d'acupuncture par la chaleur au moyen de cônes ou de bâtons d'armoise (figs. 3 et 4) ou l'utilisation de ventouses (fig. 5) sont très utiles chez le rachialgique. La médecine physique utilise déjà largement la médecine manuelle mais encore peu l'acupuncture dont l'efficacité sur les lombalgies est de plus en plus reconnue (21-25). La médecine manuelle et l'acupuncture combinées successivement au cours de la même consultation chez le dorso-lombalgique aigu semble donner des résultats meilleurs que faites séparément (3).

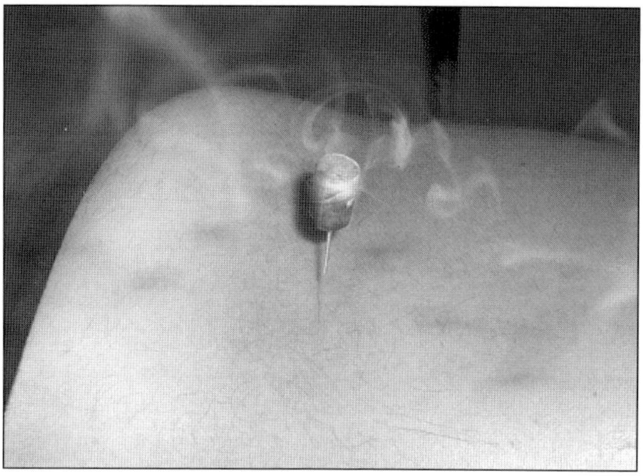

Fig. 3 - Technique de moxa sur aiguille, très efficace sur les points *ashi*, en particulier sur les cordons douloureux musculaires ou pour les algies ligamentaires.

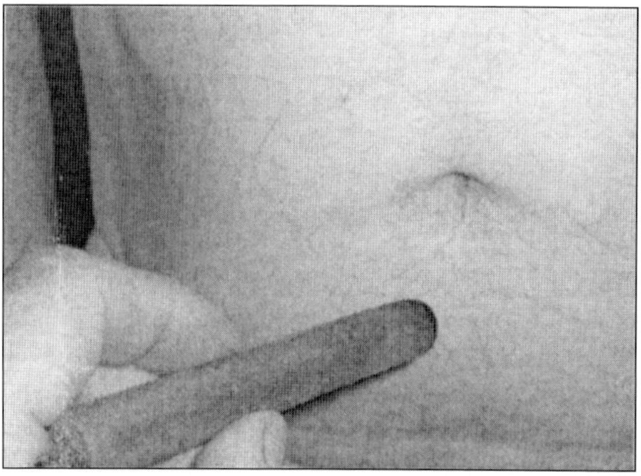

Fig. 4 - Technique de moxibustion sur le point 6 VC (*qi hai*, 氣 海, « mer de l'énergie ») : renforce l'énergie, remarquablement efficace en combinaison avec le point 4 VC (*guan yuan*,關 元) pour traiter les lombalgies basses.

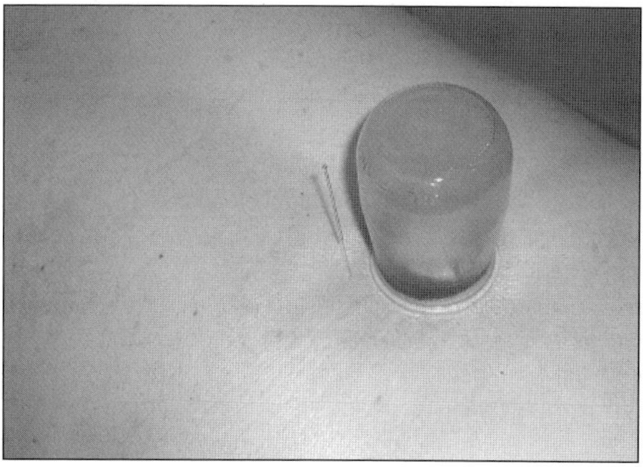

Fig. 5 - Technique de ventouse appliquée après avoir fait saigner à l'aiguille triangulaire (en forme de micro-baïonnette ou avec une aiguille pour injection IM), les petits capillaires que l'on voit parfois sur la région lombaire ou sacro-iliaque, témoignant d'une « stagnation de sang ».

Bien d'autres techniques peuvent être appliquées sur le corps et adaptées aux soins de médecine physique : une ventouse glissée le long du dos de part et d'autre de la ligne médiane, la peau frottée avec une pierre de jade le long des points du méridien de Vessie, les techniques de martelage avec le marteau « fleur de prunier » (équipé de micro-aiguilles, très contondant, ou avec une boule magnétique), etc.

Conclusion

Nous avons fait un survol rapide d'une technique médicale chinoise très ancienne en montrant l'adaptation à notre pratique de médecine physique. Dans les troubles de l'appareil locomoteur et en particulier dans les rachialgies, l'acupuncture a sa place parmi les soins de médecine occidentale, en complément aux autres traitements physiques, aux orthèses et aux médicaments allopathiques. L'acupuncture est d'une grande souplesse d'utilisation, à l'image de ses aiguilles. C'est un soin adaptable à chaque patient, à chaque étape de son évolution.

Références

1. Larre C, Les Chinois, Éd. Lidis, Paris 1981-1982
2. George Soulié de Morant (1972) L'Acupuncture chinoise, Éditions Maloine, Paris (première édition 1957)
3. Cadoret A, Meas YS. Intérêt de l'acupuncture en association avec la médecine manuelle pour le traitement des dorso-lombalgies aiguës bénignes (à paraître)
4. Précis d'acupuncture chinoise, Académie de médecine traditionnelle chinoise, Pékin, 1977
5. Travell J, Simons G. Myofascial Pain and Dysfonction. The trigger Point, Ed. Williams & Wilkins
6. Maigne R (1999) Cordons myalgiques et « trigger points » (points gâchette) dans les lombalgies Revue de médecine orthopédique n° 57 18-23
7. Sautreuil P, Piquemal M. Acupuncture expérimentale, acupuncture & moxibustion, vol.1 n° 3-4, 106-10
8. Stux G, Pomeranz B (1998) Basics of Acupuncture, Springer, Berlin
9. Ma YT, Ma M, Cho ZH (2005) Biomedical Acupuncture for Pain Management, Elsevier
10. Cantoni G, Pontigny J (1989) Recherche scientifique française et acupuncture. Sainte Ruffine : Maisonneuve
11. Pontigny A, Pontigny J (1989) Bioélectricité et acupuncture. Sainte Ruffine : Maisonneuve
12. Piquemal M (2005) Advance in Acupuncture with Bioelectricity, Ed. Piquemal, Ascuncion, Paraguay
13. Bassani E (2003) Biofisica e Pulsologia, Guerini e Associati, Milano
14. Bricot B (1996) Reprogrammation posturale globale. Sauramps, Montpellier
15. Willem G. Manuel de posturologie. Approche clinique et traitements des pathologies rachidiennes et céphaliques, Éd. Frison-Roche, Paris, 2001
16. Sautreuil P, Thoumie P. Trigger points spastiques, acupuncture et équilibre (à paraître)
17. Kuroiwa KI, Ktano T. Points gâchette, massage et acupuncture au Japon, Acupuncture & Moxibustion vol 1, n° 3-4, 62-74

18. Tran Dinh Can M (1985) Points fusibles, Revue française de médecine traditionnelle chinoise 109: 93-8
19. Chan Gunn C (1997) Treatment of Chronic Pain, Churchill Livingstone
20. Drevet JG, Kern G, Phelip X (1987) Lombalgie et dorsalgies d'origine musculaire, Intérêt de l'écho-tomographie, Revue de médecine orthopédique 8: 23-5 et 9: 15-7
21. K.J.Thomas *et al.* (2006) A randomised controlled trial of short course of traditional acupuncture compared with usual care for persistent non specific low back pain. British Medical Journal 333: 623, doi:10.1136/bmj.38878.907361.7c
22. Furlan AD, Van Tulder MW, Cherkin DC *et al.* (2005) Acupuncture and dry-needling for low back pain. Cochrane Database Syst Rev 25: CD001351
23. Molberger AF, Mau J, Pawelec DB, Winkler J (2002) Does acupuncture improve the orthopedic management of chronic low back pain – a randomized, blinded, controlled trial with 3 months follow up. Pain 99: 579-87
24. Itoh K, Katsumi Y, Hirota S, Kitakoji H (2006) Effects of trigger point acupuncture on chronic low back pain in elderly patients – a sham-controlled randomised trial, Acupunct Med 24: 5-12
25. Thomas KJ, MacPherson H,Ratcliffe J *et al.* (2005) Longer term clinical and economic benefits of offering acupuncture care to patients with chronic low back pain, Health Technol Assess 9: III-IV, IX-X, 1-109

Note de la page 37 :
1 Conversations personnelles avec Robert Maigne dans le cadre de l'enseignement du DU de thérapeutiques manuelles, 1984.

Imagerie de la lombalgie

P. Bossard, F. Zeitoun et P. Stérin

Résumé

Les lombalgies aiguës sont fréquentes, mais régressent habituellement sous traitement médical, et souvent ne nécessitent pas de bilan radiographique complémentaire. Des radiographies simples seront réalisées dans un premier temps s'il existe un doute sur une origine spécifique. Un scanner pourra être demandé dans le bilan d'une discopathie, d'un rétrécissement canalaire, d'une atteinte tumorale ostéolytique ou condensante et dans le cas de petites tumeurs. Une IRM sera demandée préférentiellement à la recherche d'une infection, d'une hémopathie, de localisations secondaires, d'une atteinte tumorale envahissant les parties molles, d'une suspicion de rhumatisme axial.

Mots-clés

Lombalgie, radiographies, scanner, IRM.

Abstract

Acute low back pain is a common condition that usually improves with medical treatment. Often, no additional X-ray assessment is needed. If the specific origin is unclear, plain X-rays are initially realized. *Computed tomography imaging* (CT scan) could be required to assess discopathy, lumbar spinal canal stenosis, osteolytic and condensing tumors, or small tumors. MRI is preferred for the diagnosis of infection, hemopathy, bone metastasis, soft tissue bone tumour invasion, and suspected axial rheumatism.

Keywords

low back pain, Plain X-rays, CT scan, MRI

La lombalgie commune de nature dégénérative ou fonctionnelle se distingue des lombalgies symptomatiques d'une affection tumorale, infectieuse ou rhumatismale. Le diagnostic d'une lombalgie commune repose essentiellement sur l'examen clinique, éventuellement la biologie et les radiographies simples. La lombalgie commune est très fréquente et l'apport des clichés simples est faible. En effet, il n'y a pas de corrélation entre les pincements discaux, les ostéophytes ou les autres anomalies dégénératives et l'existence d'une lombalgie, car ces éléments sont également retrouvés chez des patients totalement asymptomatiques. Dans les lombalgies symptomatiques, en revanche, les techniques d'imagerie complémentaires, comme le scanner, l'IRM ou la scintigraphie, sont souvent indispensables (1).

Radiographies simples

Elles ne sont pas systématiquement demandées dans les sept premières semaines d'évolution d'une lombalgie simple. Cette recommandation de l'Anaes (2) est motivée par le fait que 90 % des lombalgies aiguës guérissent en moins d'un mois, que le bilan radiographique peut être faussement rassurant, ne montrant pas ou tardivement certaines anomalies (contrairement au scanner et à l'IRM), et que les signes radiographiques modifient peu le traitement.

Toutefois, des clichés simples seront demandés si l'examen clinique est en faveur d'une lombalgie spécifique, si un traitement par manipulation ou infiltration est envisagé, ou si l'évolution sous traitement bien conduit n'est pas favorable dans ce délai.

Technique et incidences

Bilan habituel

Il comporte :
- un cliché de face debout dorso-pelvi-fémoral (postéro-antérieur) ou éventuellement cliché de face debout (antéro-postérieur, rayon ascendant à 10°) ;
- un cliché de profil strict debout, souvent complété par un cliché de profil centré sur le disque L5-S1 ;
- un cliché de face debout (postéro-antérieur, rayon descendant) centré sur le disque L5-S1, sans trop diaphragmer pour voir les articulations sacro-iliaques. Éventuellement accompagné d'un second cliché de face centré sur le disque L4-L5.

Bilan complémentaire

Il comporte :
- un cliché de bassin de face en charge souvent demandé en complément ;
- des clichés de trois-quart parfois demandés pour mettre en évidence une lyse isthmique ou une arthrose zygapophysaire ;
- des clichés dynamiques en flexion-extension ou en inclinaison latérale demandés pour rechercher une instabilité discale (orthostatisme) ou pour mettre en évidence un vide discal (décubitus) ;
- des clichés de rachis en entier ou télérachis ou « clichés *full spine* » cervico-dorso-lombaire de face debout, de profil debout et de face couché pour analyser la statique rachidienne, dépister une déformation (scoliose, cyphose, etc.), et son éventuelle réductibilité. Ces clichés seront parfois réalisés avec un corset ou avec une compensation talonnière.

Scanner (tomodensitométrie)

Le scanner n'est pas un examen de « débrouillage », c'est un examen de deuxième intention, et il ne doit être demandé que pour rechercher une pathologie précise (hernie discale, étroitesse ou rétrécissement canalaire) ou parce que la radiographie simple a mis en évidence une anomalie qui nécessite un complément d'imagerie en coupe (tumeur, tassement traumatique), ou encore si un traitement spécifique est envisagé (infiltration radioguidée, chirurgie...). Le scanner est dans certaines indications supérieur à l'IRM du fait de la finesse de ses coupes (0,7 mm contre 3 mm en IRM) et de son contraste plus élevé entre l'os et les structures avoisinantes dans les anomalies à composante osseuse comme les fractures, la quantification des rétrécissements canalaires ou l'exploration de petites tumeurs osseuses comme l'ostéome ostéoïde.

Technique (3)

La majorité des scanners actuels sont des appareils qui utilisent une technique d'acquisition spiralée ou hélicoïdale ou volumique (la rotation du tube à rayons X s'effectue en même temps que le déplacement de la table sur laquelle est couché le patient) avec des récepteurs multibarettes (2, 4, 8, 16, 32 ou 64...) qui permettent d'obtenir un volume d'acquisition formé de multiples coupes très fines superposées, tout en diminuant la dose de rayons X nécessaire pour obtenir l'image. À partir de ce volume sont reconstruites des coupes dans le plan des disques (axial ou transverse), mais également dans le plan sagittal (profil) ou parfois frontal (face).

L'injection de produit de contraste iodé est rarement utile, sauf dans le cas de tumeurs ou d'infections (abcès), pour évaluer l'envahissement intracanalaire et des parties molles. Dans la recherche d'une récidive de hernie discale après chirurgie, l'IRM sans et avec injection offre un meilleur contraste.

IRM (imagerie par résonance magnétique)

L'IRM, comme le scanner, est un examen de seconde intention, qui vient après la réalisation de clichés simples. L'IRM peut se substituer dans certains cas au scanner comme dans la recherche d'une hernie discale, peut venir en complément du scanner comme dans le bilan des tumeurs rachidiennes, ou peut être réalisée préférentiellement au scanner comme dans le bilan des infections rachidiennes, des rhumatismes axiaux, des hémopathies (myélome) ou des tumeurs intracanalaires.

Technique (4, 5)

Les appareils d'IRM sont classés en deux grandes catégories, les appareils à bas champ magnétique (de 0,2 à 0,7 Tesla) et les appareils à haut champ magnétique (plus de 1 Tesla). Ces derniers sont plus adaptés à l'exploration du rachis. Les champs d'exploration utilisés sont le plus souvent compris entre 36 et 48 centimètres, ce qui permet une exploration de la partie inférieure du rachis thoracique, la totalité du rachis lombaire, une partie du sacrum sur des coupes sagittales (profil). L'utilisation d'un champ d'exploration plus petit risque de ne pas permettre de voir l'ensemble du rachis lombaire, malgré une image souvent de meilleure qualité, et l'utilisation de grands champs couvrant la totalité du rachis entraîne une forte dégradation de la résolution spatiale et donc de la qualité de l'image.

Bilan habituel

Les protocoles les plus souvent utilisés comportent les séquences suivantes :
- des coupes sagittales (une douzaine de vues de profil) en séquence T1 (spin écho ou spin écho rapide) ;
- des coupes sagittales en séquence T2 (spin écho rapide) ;
- des coupes transversales en séquence T2 (spin écho rapide) sur les trois ou quatre derniers disques lombaires.

Bilan complémentaire

D'autres séquences peuvent être utiles et parfois indispensables.
- des coupes sagittales en séquence STIR ou T2 avec une saturation de la graisse s'il existe une notion de lombalgie inflammatoire, afin de rechercher un hypersignal qui peut traduire un œdème osseux (tassement, rhumatisme, infection, pseudotumeur, tumeur…), une masse ou un nodule (pseudotumeur, tumeur, hémopathie…) ;
- des coupes sagittales et/ou axiales en séquence T1 avec injection intraveineuse de dérivé de gadolinium s'il existe une masse osseuse ou intracanalaire, un tassement récent douteux, une suspicion de spondylodiscite ou de spondylite infectieuse, et parfois dans les rhumatismes axiaux si les séquences STIR ou T2 avec saturation de graisse ne sont pas concluantes. Ces séquences peuvent être parfois réalisées avec saturation du signal de la graisse.

Résultats

Normale, variantes et troubles de la statique

Tout d'abord, il est fréquent que le bilan radiographique ne révèle aucune anomalie dans le cas d'une lombalgie aiguë simple, surtout chez un jeune patient. Les variantes de la normale sont souvent des anomalies de segmentation, que l'on nomme anomalie transitionnelle lombosacrée, et qui peuvent être à type de sacralisation, souvent unilatérale, de la vertèbre L5, ou de lombalisation de la vertèbre S1. Cette découverte est souvent fortuite, et n'a pas forcément de rapport avec les symptômes rachidiens. Les clichés simples montrent aussi parfaitement les anomalies de la statique rachidienne qui ne sont pas nécessairement à l'origine d'une lombalgie : scoliose, attitude scoliotique, inflexion latérale, hyperlordose, hypercyphose (fig. 1).

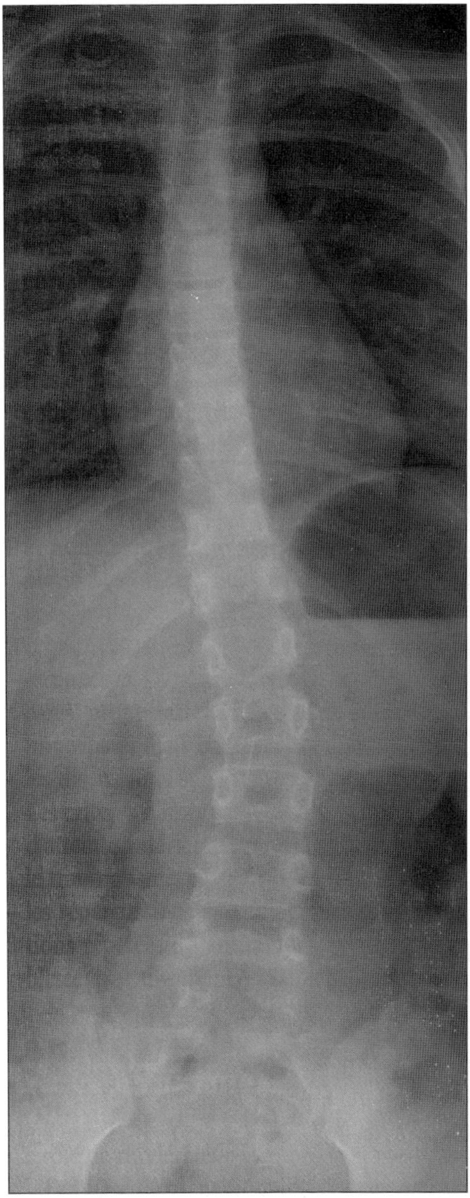

Fig. 1 - Jeune patiente de 11 ans se plaignant de lombalgie. Scoliose dorso-lombaire.

Dysraphies (6)

Les dysraphies osseuses sont visibles sur les clichés simples, et peuvent être de découverte fortuite ou symptomatiques. Ces anomalies rachidiennes regroupent les blocs vertébraux somatiques, les hémivertèbres, les somatoschisis (vertèbre « papillon »), les vertèbres en coin, les asoma, les spina bifida occulta, fréquentes, ou aperta étagée qui traduisent un défaut de fermeture de l'arc neural, les blocs postérieurs. Les radiographies ne montrent pas la composante non osseuse des dysraphies, ces anomalies non osseuses ne peuvent être affirmées que sur l'IRM, ou éventuellement, selon les cas, le scanner ou la saccoradiculographie. L'IRM est l'examen de choix pour l'exploration complémentaire des dysraphies découvertes sur les radiographies simples. Elle permet d'analyser le rachis et son contenu pour découvrir des variantes comme le méga-cul-de-sac dural, ou des anomalies comme la myélocèle, myéloméningocèle, lipomyéloméningocèle, myélocystocèle, méningocèle ou autres diastématomyélie, sinus dermique, moelle attachée, lipomes intraduraux, et leurs tumeurs associées comme les lipomes, kystes épidermoïdes et dermoïdes, tératomes, kystes neuroentériques…

Spondylolisthésis (7, 8)

Les radiographies peuvent montrer un spondylolisthésis ou anté-olisthésis, pouvant être à l'origine de lombalgies de la charnière lombo-sacrée chez le jeune. Les radiographies de profil, de trois-quarts ou de face (si la vertèbre est bien de face), montrent une lyse isthmique le plus souvent bilatérale, souvent en L5. Le spondylolisthésis par lyse isthmique peut être quantifié en fonction de l'importance du glissement (stades I à IV). Chez le patient plus âgé, le spondylolisthésis peut être dégénératif, en rapport avec une sagittalisation des articulations postérieures arthrosiques. L'arthrose des articulaires postérieures peut aussi être accompagnée d'un rétrolisthésis, siégeant souvent au-dessus d'un spondylolisthésis. Dans les scolioses peuvent se voir des spondylolisthésis rotatoires, des latérolisthésis susceptibles d'être à l'origine de rétrécissements canalaires et foraminaux. Le scanner ou l'IRM sont indiqués s'il existe des signes radiculaires (fig. 2 a et b).

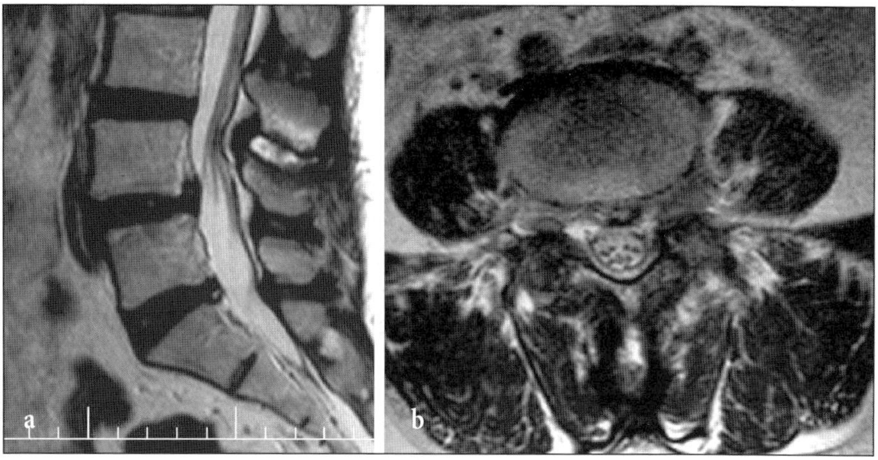

Fig. 2 a et b - Patiente de 25 ans, se plaignant de lombalgies anciennes. L'IRM en séquence sagittale T2 (a) montre un spondylolisthésis par lyse isthmique, la lyse isthmique bilatérale est bien vue sur les coupes axiales T2 (b).

Discopathies mécaniques (1, 9)

Les pathologies discales peuvent être à l'origine de lombalgies. Chez le patient jeune, une irrégularité des plateaux vertébraux orientera vers une dystrophie de croissance de type maladie de Scheuermann. Fréquemment, les radiographies peuvent montrer un pincement discal (fig. 3 a et b) consécutif à une déshydratation du nucléus et une fissuration de l'annulus, s'accompagnant dans les formes plus avancées d'ostéophytes marginaux antérieurs et latéraux, d'une condensation des plateaux et d'un vide discal. Ce pincement initialement isolé peut évoluer peu à peu vers la discarthrose. Parfois, l'ostéophyte n'est pas situé dans la continuité du plateau vertébral, mais un peu au-dessus ou au-dessous ; cet aspect connu sous le nom « d'ostéophyte de Mc Nab » traduit une instabilité discale. En revanche, une hernie discale, du fait de la radiotransparence du disque sur les radiographies simples, n'est pas visible. Des signes indirects orientent cependant vers ce diagnostic, comme le bâillement intervertébral postérieur ; le pincement discal reflète surtout une dégénérescence du disque qui peut accompagner une hernie.

Dans certains cas de lombalgies aiguës intenses d'horaire inflammatoire ou mixte qui peuvent mimer une infection, le pincement peut s'accompagner d'irrégularités des

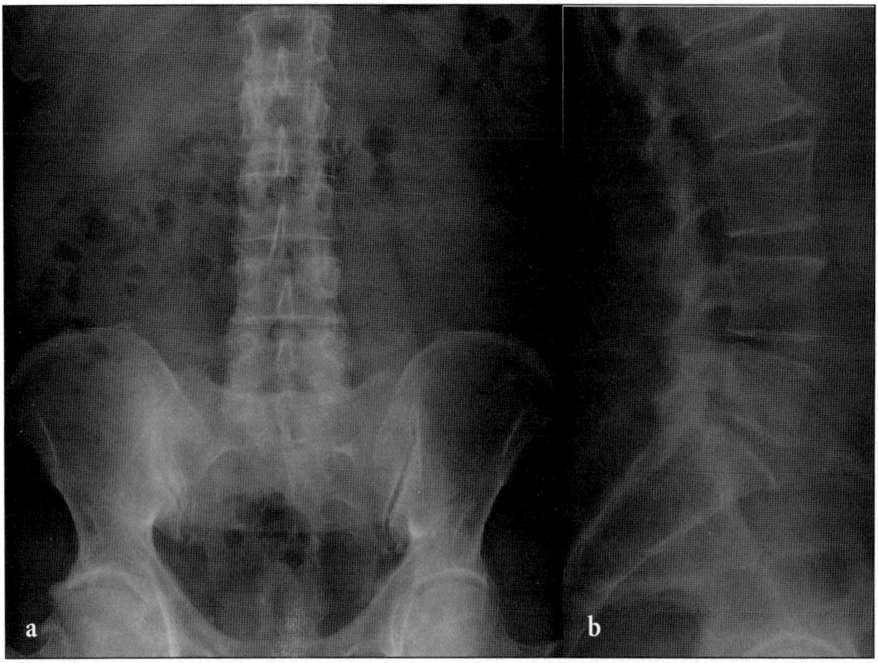

Fig. 3 a et b - Patient de 59 ans souffrant de lombalgies. Les radiographies simples de face (a) et de profil (b) montrent un pincement des disques L4-L5 et L5-S1 et une condensation des articulations zygapophysaires L5-S1.

plateaux et d'une condensation « en dôme » du corps vertébral en regard du pincement. Cet aspect est retrouvé dans les discopathies appelées discarthroses érosives ou encore «pseudopottiques ». Dans les cas difficiles, la réalisation de clichés dynamiques en décubitus permet parfois d'éliminer une spondylodiscite, en montrant la présence d'un vide discal (exception faite des exceptionnelles spondylodiscites à germes anaérobies). L'IRM montre bien le caractère inflammatoire de la discopathie, avec un œdème des plateaux vertébraux en hypersignal en T2 et STIR et hyposignal en T1 (fig. 4 a et b). Plus rarement, les radiographies peuvent montrer une calcification discale parfois symptomatique.

Le scanner ou l'IRM peut montrer une discopathie globale avec un débord discal circonférentiel, parfois avec un vide discal, parfois latéralisé, mais qui n'entraîne pas forcément de conflit avec une racine nerveuse. Il peut s'agir d'une discopathie focalisée se traduisant au scanner par une saillie du contour postérieur du disque (hernie discale) (fig. 5). Lorsque cette saillie du disque est strictement médiane, elle ne s'accompagne pas obligatoirement d'une radiculalgie car les racines sont latérales dans le fourreau dural, et la lombalgie peut alors être au premier plan des symptômes (fig. 6 a et b).

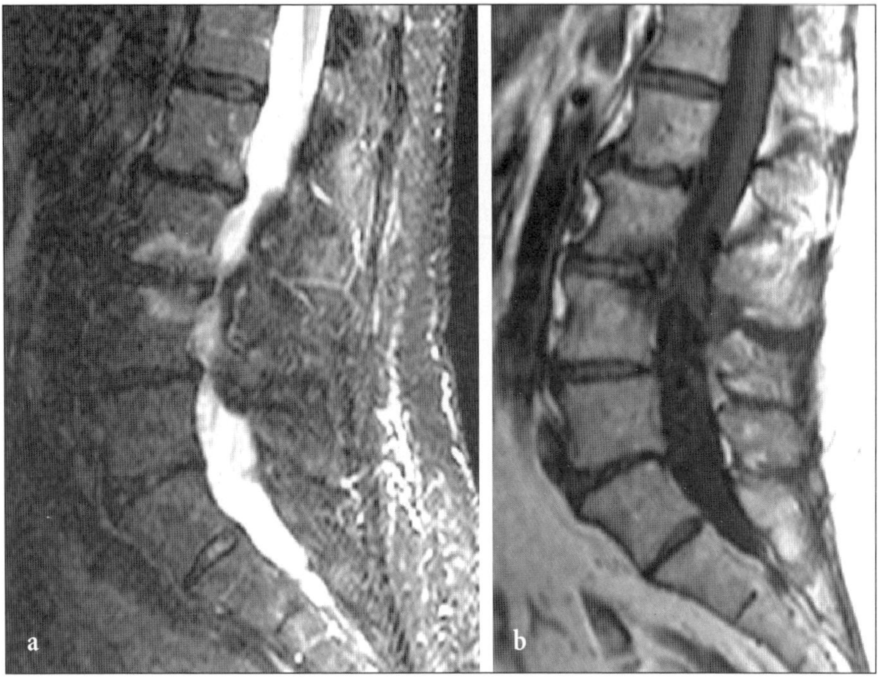

Fig. 4 a et b - Patiente de 65 ans souffrant de lombalgies aiguës inflammatoires. L'IRM montre une discopathie inflammatoire L2-L3 en hypersignal STIR (a) et hyposignal T1 (b).

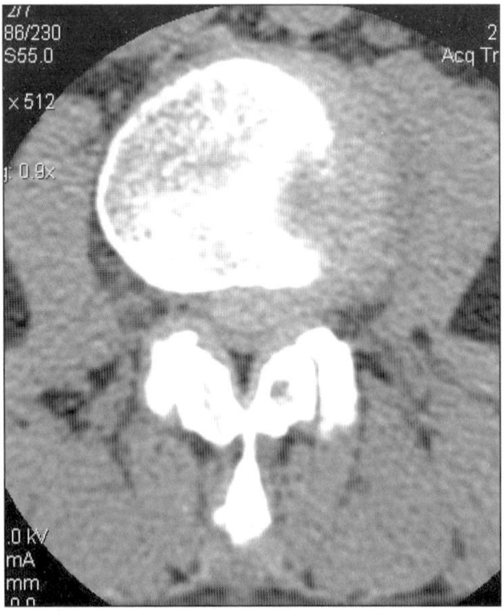

Fig. 5 - Patient de 53 ans se plaignant de lombalgies. Le scanner montre une volumineuse hernie discale médiane occupant la quasi-totalité du canal lombaire.

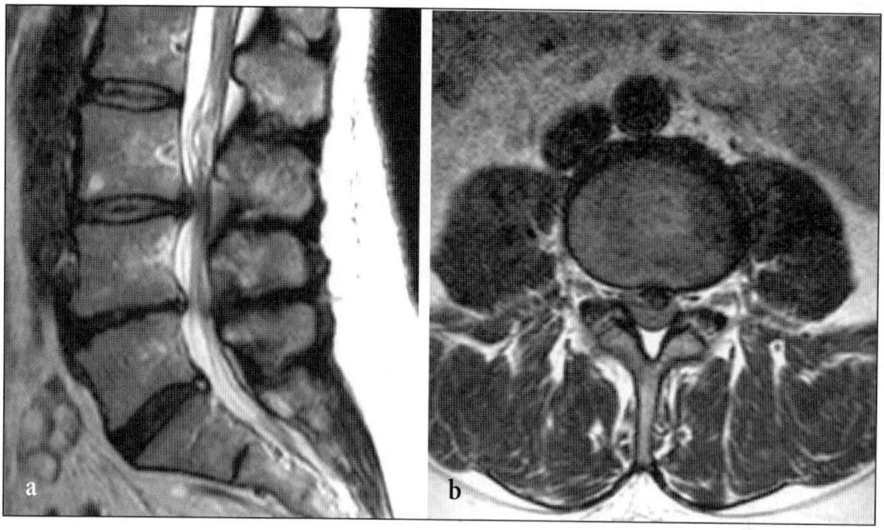

Fig. 6 a et b - Patiente de 40 ans souffrant de lombalgies anciennes. L'IRM en coupe sagittale T2 (a) et axiale T2 (b) montre une hernie discale médiane en L3-L4.

Articulations zygapohysaires (1)

L'atteinte arthrosique de ces articulations peut être à l'origine de lombalgies. Sur les radiographies, les modifications articulaires sont une condensation, souvent retrouvée en L4-L5 et L5-S1, et à un stade plus avancé des ostéophytes. Le pincement articulaire n'est pas visible de face ou de profil, compte tenu de l'orientation oblique de ces articulations, mais il peut être vu sur des clichés de trois-quart, rarement demandés.

L'atteinte arthrosique des articulations postérieures est vue plus précocement au scanner que sur les radiographies simples, car l'interligne articulaire et la condensation sous-chondrale sont mieux analysés, ainsi que la présence de géodes, d'ostéophytes ou d'un vide articulaire (fig. 7). La détection d'un kyste articulaire postérieur est possible en scanner ou en IRM.

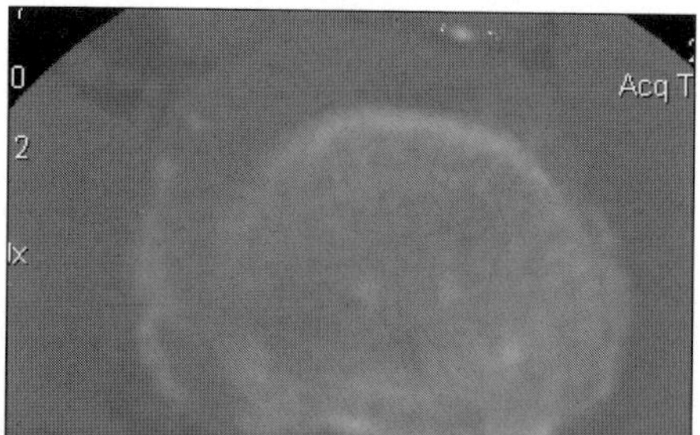

Fig. 7 - Patient de 73 ans souffrant de lombalgies. Le scanner montre une arthrose postérieure bilatérale.

Sténose et rétrécissement canalaire (1, 9)

L'étroitesse canalaire constitutionnelle peut être suspectée sur les clichés simples devant une diminution de la distance interpédiculaire, une sagittalisation des articulaires postérieures, une hypertrophie lamaire sur le cliché de face, une brièveté des pédicules, une platyspondylie, une réduction foraminale sur le cliché de profil. Dans le cas de canal lombaire spontanément étroit, le scanner permet de mesurer précisément ses dimensions sagittales et transversales.

Un rétrécissement canalaire peut être suspecté s'il existe une ou des discopathies évoluées, une arthrose postérieure, des signes d'instabilité (spondylolisthésis, rétrolisthésis, latérolisthésis, dislocation intervertébrale). Le scanner permet d'affirmer et de quantifier ces anomalies, plus précisément que l'IRM (fig. 8 a et b). L'association d'une arthrose postérieure et d'une pathologie discale peut être à l'origine d'un rétrécissement canalaire, responsable de lombalgies et de radiculalgies (claudication radiculaire). Le scanner est le meilleur examen non invasif pour quantifier le rétrécissement canalaire. Dans le cas d'une décision chirurgicale, une saccoradiculographie pourra compléter la quantification du ou des rétrécissement(s), apprécier le degré de sténose en orthostatisme, lors de manœuvres dynamiques de flexion et extension, et indiquer le nombre d'étages atteints par ce rétrécissement.

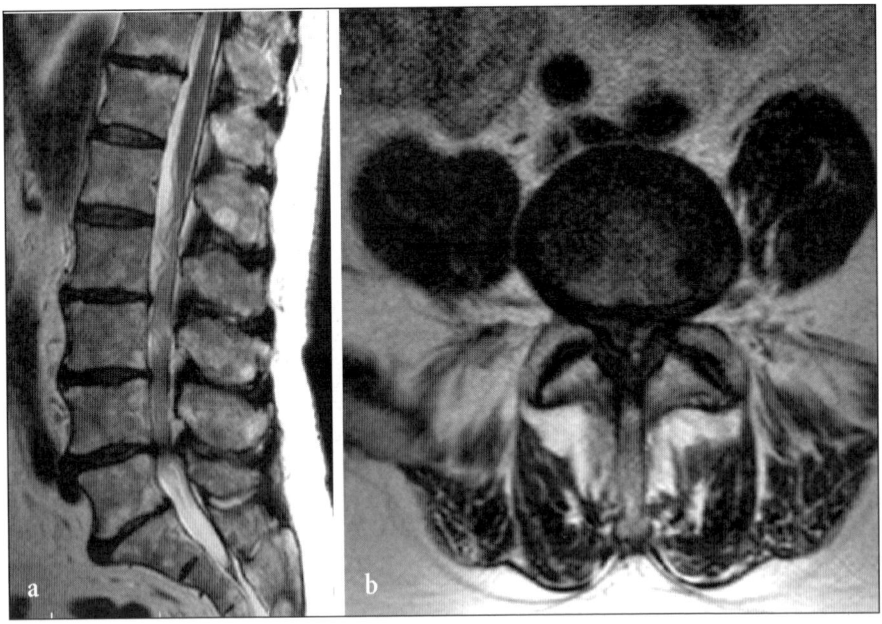

Fig. 8 a et b- Patient de 69 ans souffrant de lombalgies et de crampes des membres inférieurs à la marche. L'IRM en coupes sagittales T2 (a) montre un canal lombaire étroit en L3 et L4, qui est rétréci par une discopathie en L4-L5. Ce rétrécissement est significatif comme le montrent les coupes axiales T2 (b).

Infections rachidiennes (10)

Les infections rachidiennes sont responsables de lombalgies inflammatoires, parfois chroniques comme dans les spondylites tuberculeuses, souvent aiguës dans les spondylodiscites à germe banal. Dans les atteintes tuberculeuses (mal de Pott), les radiographies peuvent montrer une ostéolyse corporéale qui peut être multifocale, une condensation, une atteinte plus tardive des disques, un élargissement de l'ombre des psoas si un abcès paravertébral s'est formé. Dans les spondylodiscites à germe banal (staphylocoque, streptocoque, bacille Gram–), les radiographies peuvent montrer un pincement du disque, des érosions et un effacement des plateaux, une ostéolyse, voire une destruction vertébrale, plus rarement une condensation, une ankylose tardive. L'arthrite articulaire postérieure plus rare est plus difficile à diagnostiquer sur des clichés simples.

Les premiers signes d'appel doivent faire réaliser une IRM avec injection de gadolinium.

Rhumatismes axiaux (11)

Une lombalgie inflammatoire peut être un signe de spondylarthropathie, bien que la charnière dorso-lombaire ou les articulations sacro-iliaques soient classiquement touchées plus précocement. Les signes radiographiques classiques comprennent les érosions hyperostosantes des enthèses vertébrales, qui donneront plus tard les syndesmophytes, la mise au carré des corps vertébraux, l'évolution de ces signes radiologiques pouvant aller jusqu'aux images d'ankylose vertébrale. Une discopathie érosive est parfois rencontrée dans les spondylarthropathies. L'atteinte des articulaires postérieures est fréquente, avec une synovite et des enthésopathies pouvant aller jusqu'à l'ankylose. Le scanner a moins d'intérêt que l'IRM dans la recherche de signes précoces en faveur de ce diagnostic. En IRM, l'apparition d'un œdème des coins vertébraux (hypersignal T2, hyposignal T1, prise de contraste) serait un bon signe précoce en faveur de ce diagnostic, avant l'apparition d'une enthésopathie érosive visible sur les clichés simples.

Tassement et fracture (12)

Une des causes de lombalgie aiguë est le tassement vertébral, soit bénin ostéoporotique ou traumatique, soit non bénin parfois dû à une tumeur bénigne (histiocytose, kyste anévrismal…), une tumeur maligne (métastase lytique, sarcome…), une hémopathie (myélome, plasmocytome…). Les tassements sont généralement bien vus sur les clichés simples. Si le caractère bénin ne peut être affirmé sur les radiographies simples, il faut réaliser de principe une IRM complémentaire pour orienter le diagnostic. Dans les cas de tassement traumatique, il faut réaliser un scanner complémentaire s'il existe un doute sur une atteinte du mur et de l'arc postérieur.

Tumeurs et pseudo-tumeurs (13-15)

Les tumeurs et pseudo-tumeurs peuvent être à l'origine de lombalgies spécifiques. Certaines pathologies pseudotumorales peuvent être assez facilement diagnostiquées sur des clichés simples, comme une vertèbre pagétique (14) qui se traduira par une augmentation de la taille du corps vertébral et un élargissement de l'arc postérieur, une ostéolyse et une ostéocondensation, un épaississement des corticales qui sont mal différenciées par rapport au spongieux, un aspect grossier du squelette vertébral.

Les angiomes vertébraux sont fréquents, parfois caractéristiques, avec la présence de travées verticales, rarement symptomatiques sauf dans les cas d'angiomes agressifs pseudo-tumoraux qui seront explorés en TDM ou IRM.

Certaines tumeurs bénignes comme l'ostéome ostéoïde ou l'ostéoblastome peuvent être suspectées sur les clichés simples. Elles atteignent plus volontiers l'arc postérieur, et se caractérisent surtout par une condensation entourant une petite lacune. Le scanner sera dans ce cas très utile pour les caractériser, mettant en évidence une lacune avec une calcification centrale. L'IRM montre surtout un œdème osseux (hypersignal T2, hyposignal T1), mais la résolution spatiale ne permet pas d'obtenir des images aussi fines qu'au scanner, et la calcification du nidus n'est pas visible.

Les ostéochondromes sont facilement décelés sur les radiographies. Ils dégénèrent plus souvent en chondrosarcome au niveau rachidien qu'aux membres, ce qui peut amener à la réalisation d'une imagerie en coupe s'il existe des signes radiologiques de dégénérescence. Le scanner et l'IRM chercheront à montrer s'il existe une masse tissulaire pouvant contenir des calcifications, ou si les limites de l'ostéochondrome sont nettes.

Les kystes anévrismaux peuvent avoir un aspect agressif avant l'apparition de la coque calcifiée périphérique, ce qui conduit fréquemment à la réalisation d'une imagerie en coupe. Le scanner montre mieux que l'IRM l'apparition de la coque, mais l'extension dans les parties molles et dans le canal lombaire est mieux vue en IRM. Les tumeurs à cellules géantes sont plus fréquentes au sacrum qu'au rachis lombaire.

Parfois, en l'absence de tassement, les radiographies peuvent montrer une ostéolyse localisée d'un plateau, d'un mur latéral, d'une apophyse transverse, d'un arc postérieur, ou encore une ostéocondensation suspecte, une soufflure corticale. Ces signes radiographiques peuvent être les seuls signes de localisations secondaires vertébrales et doivent faire compléter le bilan par une imagerie en coupe. Dans le cas fréquent des localisations secondaires, l'IRM est plus adaptée que le scanner, car le contraste est meilleur entre la lésion et l'os sain, et le champ d'exploration est plus étendu (fig. 9).

Dans les hémopathies, les plasmocytomes (15) touchent souvent le corps vertébral et un pédicule, avec un évidement de l'os, une condensation des corticales, des cloisons verticales, parfois un tassement. Cet aspect est bien visible en scanner, mais l'IRM est peut-être plus utile au traitement pour affirmer le caractère solitaire du plasmocytome. Le myélome multiple atteint très souvent le rachis, qui apparaît déminéralisé, avec parfois des plages d'ostéolyse ou des tassements. L'IRM est l'examen complémentaire de choix dans le bilan des gammapathies monoclonales, en recherchant la présence de lésions osseuses sous la forme de nodules en hypersignal T2, hyposignal T1, d'un remplacement médullaire étendu, de masses vertébrales, de tassements. Parmi les autres hémopathies tumorales, les lymphomes de Hodgkin sont plus rares que les lymphomes non hodgkiniens, le plus souvent à grandes cellules de type B, parfois sous une forme condensante. Le scanner montre bien la lésion ostéolytique, souvent perméative, parfois condensante, mais l'IRM montre souvent une importante masse infiltrante des parties molles qui contraste avec une vertèbre qui semble moins atteinte.

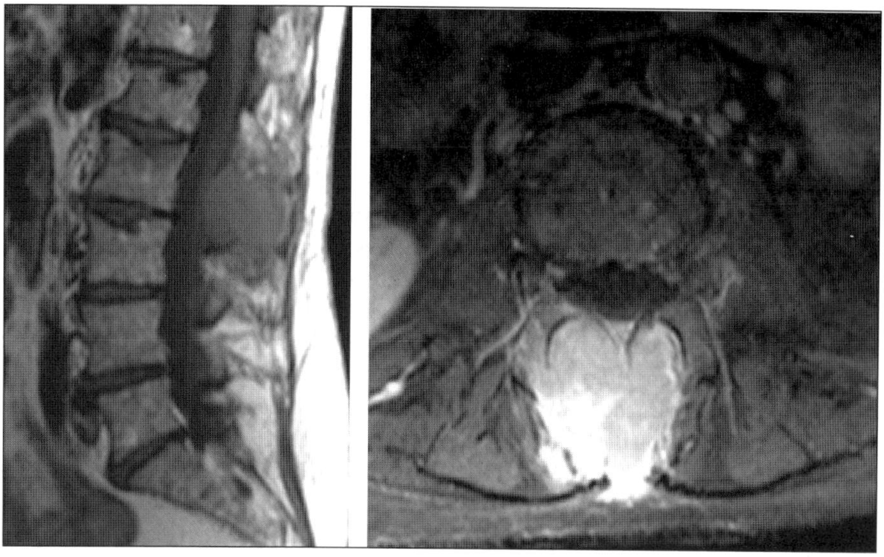

Fig. 9 - Patiente de 71 ans ayant une néoplasie mammaire traitée, souffrant de lombalgies. L'IRM en coupes sagittales T1 (a) et axiales T1 avec injection et saturation de graisse (b) montrent une masse détruisant l'épineuse et l'arc postérieur de L2.

Beaucoup plus rarement, une lombalgie peut être le signe d'appel d'une tumeur osseuse maligne primitive, comme le chordome qui est plus souvent sacré que lombaire. Dans ce dernier cas, il atteint la partie postérieure du corps vertébral sous la forme d'une ostéolyse. Les chondrosarcomes sont souvent destructeurs, et s'accompagnent de calcifications. Les sarcomes d'Ewing sont rares, ainsi que les ostéosarcomes, parfois sous la forme télangiectasique qui peut mimer une TCG (tumeur à cellules géantes) ou un kyste anévrismal. *Selon le cas, un scanner et/ou une IRM permettront une meilleure analyse des lésions, et guideront une biopsie à visée diagnostique.*

Si les radiographies simples permettent parfois de découvrir une tumeur osseuse, le diagnostic de tumeur intracanalaire est plus difficile, les clichés simples montrant parfois un scalloping vertébral, un élargissement d'un foramen (neurinome), un amincissement pédiculaire, mais le diagnostic de ces lésions est du domaine de l'IRM avec injection de gadolinium. Cet examen permet d'orienter le diagnostic des masses intracanalaires : neurinomes, malformations vasculaires, métastases intracanalaires, épendymomes…

Conclusion

Les radiographies simples sont les premiers examens d'imagerie à réaliser dans le cas d'une lombalgie spécifique, ou si l'évolution d'une lombalgie sous traitement bien conduit n'est pas favorable ou si un traitement par manipulation ou infiltration est envisagé. Le scanner est indiqué pour analyser une anomalie osseuse visible sur les clichés simples, pour le bilan des discopathies, la quantification des rétrécissements canalaires, l'analyse des petites tumeurs osseuses. L'IRM est indiquée pour la recherche des premiers nuancée, pour les lombalgies chroniques. Puis un deuxième objectif est apparu : sont-elles aussi efficaces, plus efficaces ou moins efficaces que d'autres traitements, comme par exemple les anti-inflammatoires ou les exercices de renforcement musculaire ? Les réponses n'ont pas été aussi tranchées. On se doute bien qu'une douleur qui répond à un anti-inflammatoire risque de ne pas être influencée par une manipulation, pour ne citer que cet exemple. Enfin, un troisième type d'études apparaît actuellement, sur les signes et symptômes qui permettent d'espérer un bon résultat du traitement manipulatif. Le but de ce travail est de revoir, selon les auteurs et les données disponibles de la littérature, quels sont les critères d'une lombalgie manipulable.

Deux auteurs classiques : J.-H. Cyriax et R. Maigne

La lombalgie manipulable selon Cyriax

Pour Cyriax, une majorité de douleurs lombaires étaient liées à un déplacement postérieur de matériel discal qui pouvait être un fragment cartilagineux ou une partie du nucléus (1). Dans le premier cas, les manipulations étaient indiquées, alors que dans le second, c'étaient les tractions. En effet, il considérait qu'un fragment cartilagineux est dur et que son déplacement est susceptible d'être réduit par manipulation. D'après lui, les lombalgies liées à un déplacement de fragment cartilagineux survenaient de façon rapide, voire immédiate, en opposition avec les déplacements de nucléus qui survenaient de façon lente. Après 60 ans, tous les déplacements discaux étaient cartilagineux. Les signes cliniques ne permettent pas de les différencier. Les latéro-flexions droite et gauche sont asymétriques (élément essentiel permettant de différencier le schéma dit non capsulaire, donc discal, du schéma capsulaire, donc articulaire postérieur. En cas d'atteinte articulaire postérieure, la manipulation est contre-indiquée. Les infiltrations sont le meilleur traitement). La présence d'une sciatique dominant la lombalgie est en général un signe de protrusion de nucléus, donc contre-indique la manipulation. Enfin, la manipulation est faite pour ouvrir la facette du côté de la douleur. Le patient doit donc être allongé sur son côté non douloureux.

La lombalgie manipulable selon Robert Maigne

Pour cet auteur, le critère majeur d'indication des manipulations est le dérangement intervertébral mineur (DIM), défini comme une souffrance du segment mobile de nature mécanique et réversible, indépendante de l'état radiologique de ce segment (2). Bien que la question de savoir ce qui, devant une souffrance segmentaire vertébrale, permet d'évoquer un DIM (donc de savoir quelles souffrances segmentaires doivent être manipulées) n'ait pas été abordée directement par cet auteur, on peut donner une réponse en citant les éléments suivants, provenant de ses publications. Puisqu'il s'agit d'une souffrance segmentaire, elle est par définition localisée sur un seul segment. Les douleurs plus diffuses doivent être explorées plus avant. L'exception possible est représentée par le syndrome des zones transitionnelles, associant un DIM sur plusieurs ou l'ensemble des zones charnières vertébrales (cranio-cervicale, cervico-thoracique, thoraco-lombaire et lombo-sacrée), mais d'un seul et même côté. Le DIM est unilatéral dans l'immense majorité des cas (3). Il est de nature mécanique, ce qui exclut les souffrances segmentaires unilatérales et localisées évoluant dans un contexte de douleur inflammatoire. L'imagerie (en fait la radiologie classique) est de peu d'aide car le DIM est indépendant de l'état radiologique du segment. Seul compte l'examen clinique. Enfin, à côté du DIM, un autre élément clinique majeur pour déterminer le caractère manipulable ou non d'une lombalgie est la règle de la non-douleur (4). S'il y a moins de trois directions libres sur le schéma en étoile, il ne faut pas manipuler. Le caractère libre ou non d'une direction donnée (flexion/extension, latéro-flexion et rotations droite et gauche) est déterminé par l'examen de la mobilité rachidienne d'abord, par l'examen segmentaire ensuite et enfin lors de la mise en tension pré-manipulative, ce dernier paramètre étant le plus important. Ainsi apparaît le profil de la lombalgie manipulable selon R. Maigne : la douleur doit être mécanique. L'examen clinique doit mettre en évidence une souffrance d'un seul étage, unilatérale. La règle de la non-douleur doit pouvoir s'appliquer. La présence d'une irradiation au membre inférieur, l'état radiologique, l'ancienneté des troubles n'interviennent pas. En revanche, la localisation du DIM à la charnière thoraco-lombaire est un élément prédictif important d'un bon résultat du traitement manipulatif pour cet auteur. Dernier point, même si toutes les conditions ci-dessus sont remplies, un échec de deux séances de manipulations ne doit pas conduire à persévérer, mais à proposer un autre traitement (infiltration articulaire postérieure, épidurale, corset lombaire, anti-inflammatoires, etc.).

Qu'en dit la littérature récente ?

La plupart des études insistent sur les meilleurs résultats obtenus en cas de lombalgie dite aiguë, donc installée depuis moins de deux à trois mois (le terme de lombalgie aiguë n'est en aucun cas synonyme de lumbago…) par rapport aux lombalgies chroniques (5, 6). Un autre critère qui apparaît dans les études comparatives est que les résultats sont meilleurs lorsque le patient espère être traité par des manipulations. Mais le travail le plus intéressant est à l'heure actuelle celui de Flynn *et al.* qui ont développé une règle permettant, dans une population de patients lombalgiques, de sélectionner ceux chez qui on peut espérer un bon résultat après manipulation (7). Ils ont identifié cinq éléments de valeur. Le premier est une durée des symptômes inférieure à seize jours. Le deuxième l'absence d'irradiation au-delà du genou. Le troisième au moins une hanche avec une rotation interne de plus de 35°. Le quatrième une hypomobilité à au moins un étage lombaire détectée au « spring test » et le dernier un score < 19 au FABQ. Dans un autre travail, les mêmes auteurs ont ajouté un signe de Gaenslen négatif (8). Enfin, on peut ajouter que le fait d'entendre, ou de ne pas entendre, un bruit de craquement en fin de manipulation serait indifférent quant au résultat de la manipulation (9).

Synthèse

À la lumière de notre expérience, on peut schématiser le processus de prise de décision d'un traitement manipulatif en trois étapes. La première étape est évidemment celle qui consiste à trier les patients présentant un ou plusieurs signes d'alerte (dits

« *red flags* » dans la littérature internationale). Ces patients ont besoin d'investigations supplémentaires. La deuxième étape consiste à classer la douleur du patient dans l'un des trois cercles de la douleur, tels que nous les avons décrits (10). Le premier cercle des douleurs de dos est celui des douleurs d'origine vertébrale. Il regroupe l'écrasante majorité des douleurs récentes et sans doute une petite majorité des douleurs chroniques. Les douleurs appartenant à cette catégorie se caractérisent par une « logique d'organe ». La douleur est bien d'origine vertébrale car sa localisation, les facteurs qui la provoquent ou l'exagèrent, ceux qui la calment sont en cohérence avec ce que l'on sait de la physiologie et de la biomécanique du rachis. C'est dans ce groupe que l'on va trouver les bonnes indications à la manipulation. Rappelons pour mémoire que le deuxième cercle regroupe les patients avec douleur sans logique d'organe, donc une douleur diffuse, permanente, probablement en rapport avec un dysfonctionnement des voies centrales de la douleur (comme la douleur de la fibromyalgie ou celle des dépressions) et le troisième cercle est celui des douleurs marquées par de forts facteurs psychosociaux. Dans ces deux derniers groupes, il n'y a en principe pas d'indication des manipulations. La troisième étape consiste à sélectionner, dans les patients du premier cercle, ceux qui peuvent bénéficier de manipulation. La douleur ne doit pas être de type inflammatoire marqué. Le rachis ne doit pas non plus être trop raide. À partir de là, notre expérience rejoint celle de Flynn *et al.* (7), sauf sur deux points qui appellent un commentaire : la perte de mobilité lombaire basse observée par ces auteurs est peut-être la résultante d'une contracture musculaire des spinaux. La nécessité d'une rotation interne de hanche de plus de 35° va peut-être de pair avec une mobilité lombaire relativement conservée.

Conclusion

Il est maintenant possible de mieux sélectionner les patients pouvant bénéficier d'une manipulation, ou, au moins, de tenter de prédire le résultat d'un traitement manuel. D'autres travaux sur ce thème sont indispensables.

Références

1. Cyriax JH, Cyriaw PJ (2000) Illustrated manual of orthopaedic medicine. Buterworth Hinemann ed. 2nd ed
2. Maigne R (1972) La séméiologie clinique des dérangements intervertébraux mineurs. Annales de médecine physique 15: 275-92
3. Maigne R (1973) Diagnostic et mécanisme d'un dérangement intervertébral mineur. Cinésiologie 47: 1-24
4. Maigne R (1965) Une doctrine pour les traitements par manipulations : la règle de la non-douleur et la règle du mouvement contraire. Annales de médecine physique 8: 3-11
5. Hadler NM, Curtis P, Gillings DB, Stinnett S (1987) A benefit of spinal manipulation as adjunctive therapy for acute low-back pain: a stratified controlled trial. Spine 12: 702-6
6. MacDonald RS, Bell CM (1990) An open controlled assessment of osteopathic manipulation in nonspecific low-back pain. Spine 15: 364-70. Erratum in: Spine 1991; 16: 104

7. Flynn T, Fritz J, Whitman J *et al.* (2002) A clinical prediction rule for classifying patients with low back pain who demonstrate short-term improvement with spinal manipulation. Spine 27: 2835-43
8. Fritz JM, Whitman JM, Flynn TW *et al.* (2004) Factors related to the inability of individuals with low back pain to improve with a spinal manipulation. Phys Ther 84: 173-90
9. Flynn TW, Fritz JM, Wainner RS, Whitman JM (2003) The audible pop is not necessary for successful spinal high-velocity thrust manipulation in individuals with low back pain. Arch Phys Med Rehabil. 84: 1057-60
10. Maigne JY (2004) Towards a model of back pain. The 3 circles of pain. Eura Medicophys 40: 21-7

Quelques pièges diagnostiques dans les lombalgies

A. Nys

Résumé

Les lombalgies sont un motif extrêmement fréquent de consultation. Littéralement algie (du grec *algos* : douleur) de la région lombaire (du latin *lumbus* : rein, région des reins), ce terme ne désigne qu'un symptôme dont les causes peuvent être multiples.

Le plus souvent, elles résultent d'un désordre mécanique du joint intervertébral : dégénérescence du disque intervertébral, arthrose des articulaires postérieures. Parfois il s'agit de lésions musculaires, spondylolisthésis, scoliose de l'adulte. Dans seulement 10 à 20 % des lombalgies aiguës et 10 à 40 % des lombalgies chroniques, la douleur peut être rapportée à une origine anatomique précise (1).

Toutefois, même si cette pathologie « mécanique », que l'on dénomme lombalgies communes, est la plus fréquente (95 % du total des lombalgies), il ne faudra pas négliger les autres possibilités étiologiques dont la prise en charge sera, bien entendu, totalement différente.

Notre première démarche face à un patient lombalgique est avant tout médicale, diagnostique. Par un examen rigoureux, systématique, bien conduit, dont le premier temps, l'interrogatoire, est capital, nous devrons nous assurer que le symptôme est bien d'origine rachidienne, mais aussi rechercher les signes en faveur d'une lombalgie secondaire, ou symptomatique, qui serait l'expression d'une lésion maligne, infectieuse, traumatique, voire inflammatoire ou métabolique.

L'interrogatoire permet déjà de faire le distinguo entre une douleur d'horaire mécanique et une douleur d'horaire inflammatoire, expression d'une affection plus grave.

Très schématiquement, l'examen clinique permettra de retenir deux grandes situations : les lombalgies avec présence d'un syndrome rachidien et celles sans syndrome rachidien.

Il est des situations où le cadre nosologique est relativement facile à déterminer ; d'autres sont plus difficiles, pouvant constituer de véritables « pièges diagnostiques ». Notre propos est ici d'envisager ces situations qui vont nécessiter toute notre attention, devant une pathologie le plus souvent bénigne mais qui peut parfois être l'expression symptomatique d'affections plus graves nécessitant des explorations complémentaires appropriées, de façon à mettre en place le traitement requis le plus rapidement possible.

Mots-clés

Lombalgies mécaniques, lombalgies secondaires, pièges diagnostiques, étiologies lombalgies.

Abstract

Low back pain, also called lumbago, is a very common reason for medical consultation. From the Greek word, algos, meaning pain, and the Latin word, lumbo, meaning loins, the term describes a symptom with multiple possible causes.

The most frequent causes of low back pain are mechanical disorders of the intervertebral joints, most notably intervertebral disc degeneration and facet arthropathy. Muscle disorders can also cause low back pain, for instance, spondylolisthesis and adult scoliosis. A precise, anatomical pain generator is found in only 10% to 20% of patients with acute low back pain and 10% to 40% of those with chronic pain (1).

Although the "mechanical" disorder categorized as uncomplicated low back pain occurs most frequently (95% of cases), other possible causes should not be ignored, and their management will, of course, be entirely different.

The first step to take when faced with a patient complaining of low back pain is establishing the diagnosis. This is achieved by performing a rigorous, methodical and comprehensive evaluation, beginning with taking a thorough history. It is important to determine if the low back pain is spinal in origin; there must also be a search for signs indicating whether the pain is secondary to or symptomatic of malignancy, infection, injury, inflammation or metabolic conditions.

At the history taking stage, we can already distinguish between mechanical (worsened by exertion) and inflammatory pain chronology (maximal in the morning), which indicates a more serious disorder.

Briefly, the physical examination enables us to define two major diagnostic categories: low back pain with spinal pain syndrome, and that without spinal pain syndrome.

In some situations, the context of the clinical presentation is relatively easy to establish, but a number of more complex clinical presentations are characterized by diagnostic pitfalls. Our aim here is to discuss these kinds of presentations, which require special attention because they suggest benign conditions in most cases, but display symptoms that sometimes indicate more serious disorders needing further assessment in order to start the required treatment as quickly as possible.

Keywords

Mechanical low back pain, secondary low back pain, diagnostic pitfalls, aetiology, low back pain

Premier objectif : rattacher la lombalgie à une origine rachidienne

Les situations dans lesquelles le syndrome de lombalgie n'est que l'expression d'une affection extra-rachidienne sont relativement rares. On ne retrouve en général pas d'élément déclenchant mécanique, ni effort inhabituel ni « faux mouvement », et pas d'influence notable des mouvements du rachis sur l'intensité du symptôme douloureux. Par ordre de fréquence, les causes les plus retrouvées sont : les fissurations d'anévrisme de l'aorte abdominale, la dissection aortique, les tumeurs pelviennes ou rénales, les adénopathies prévertébrales malignes, les fibroses rétropéritonéales (1).

L'anévrisme de l'aorte abdominale

Pouvant intéresser tout ou partie de l'aorte abdominale, ces anévrismes peuvent se révéler par des douleurs épigastriques, dorsales ou lombaires à irradiation souvent descendante. À la palpation, les mains posées à plat de part et d'autre de la ligne médiane perçoivent au-dessus de l'ombilic une tuméfaction profonde, médiane ou le plus souvent latéralisée à gauche, battante et expansive. L'auscultation percevra un souffle systolique.

Une des complications est la rupture, souvent précédée de crises dites fissuraires dont le tableau clinique est variable mais caractérisé par des douleurs profondes, persistantes, au niveau de l'épigastre et de la région dorsale ou lombaire.

La rupture elle-même est le plus souvent retenue par le péritoine, entraînant un volumineux hématome rétropéritonéal dont la traduction clinique est des douleurs lombo-abdominales intenses (2).

La dissection aortique

C'est une dilatation de l'aorte qui résulte d'une hémorragie intramurale et réalise un clivage longitudinal de la média aortique sur une plus ou moins grande longueur par une entrée sanguine intimale. Le polymorphisme clinique s'explique par la variabilité du siège initial et de l'étendue de la dissection. Le caractère commun est une brutalité de la douleur initiale, le plus souvent thoracique, violente, déchirante, de siège postérieur interscapulovertébral irradiant secondairement vers l'abdomen, le rachis lombaire, voire les membres inférieurs. L'évolution pouvant être dramatique, un diagnostic précoce est indispensable.

Éliminer une affection de l'arbre urinaire

Nous avons vu qu'étymologiquement, *lumbus*, lombes, désigne « les reins », « la région des reins ». Pour certains patients, c'est la crainte d'avoir une douleur d'origine rénale qui leur fait prendre un rendez-vous de consultation en urologie. Ne dit-on pas d'ailleurs en langage courant un « tour de reins », « j'ai mal aux reins ». La confusion, pour nos patients, est fréquente.

Plusieurs grandes causes sont à considérer : une souffrance du rein, notamment tumorale, une colique néphrétique, une pyélonéphrite, une hydronéphrose, voire une polykystose rénale.

En général, la douleur est ici franchement unilatérale, haute, au niveau de l'angle costolombaire, à irradiation ascendante.

Les tumeurs rénales

Elles peuvent s'exprimer par des douleurs lombaires voire une colique néphrétique (due à une migration de caillots). En général, le symptôme essentiel est une hématurie. On recherchera à l'examen une tumeur de la fosse lombaire, des signes de compression veineuse (varicocèle en position debout).

La colique néphrétique

Elle est rarement confondue avec un épisode de lombalgie aiguë. La douleur est paroxystique, très vive, du flanc, à début brutal, atteignant rapidement son acmé. Elle siège dans l'angle costolombaire irradiant vers le bas le long du trajet urétral, irradiant vers les organes génitaux externes et vers les testicules chez l'homme. Elle s'accompagne d'une agitation, parfois de troubles mictionnels (pollakiurie), souvent de troubles digestifs (nausées, vomissements, iléus). À l'examen existent une douleur et une défense de la fosse lombaire (3).

Mais le tableau clinique peut être plus bâtard, moins évocateur, avec des lombalgies hautes, latéralisées, au niveau de l'angle costolombaire irradiant dans le flanc, voire vers les organes génitaux externes, et qui peut être l'expression :

- d'une hydronéphrose : les lombalgies ont pour caractéristiques générales d'apparaître non pas à la fatigue mais elles sont parfois nocturnes, ou surviennent après absorption abondante des boissons. Quelques poussées fébriles sont possibles (4) ;
- d'une polykystose rénale de l'adulte : la palpation des fosses lombaires retrouve en général de gros reins bosselés ;
- d'une fibrose rétropéritonéale : c'est une plaque de fibrose en arrière du péritoine siégeant en avant des deux dernières vertèbres lombaires dont l'étiologie est le plus souvent secondaire à un envahissement métastatique. Les lombalgies ont en général un horaire inflammatoire.

Outre l'origine vasculaire aortique ou de l'arbre urinaire, il faudra évoquer des causes plus rares mais toujours possibles :

Des adénopathies prévertébrales malignes

Dans le cadre d'un lymphome hodgkinien ou non hodgkinien celles-ci peuvent s'exprimer par un syndrome lombalgique dont l'horaire inflammatoire est dominant.

Une affection de la sphère gynécologique

L'endométriose, qui est soit une autogreffe de la muqueuse utérine sur les organes voisins (ou adénomyose), soit une endométriose interne, qui peut s'exprimer de façon différente suivant sa localisation. Les lombalgies sont un des symptômes possibles, peu fréquents mais non rares. En général, l'examen clinique ne retrouve pas de syndrome rachidien. Les douleurs ont pour caractéristique leur caractère périodique dans la phase pré- et per-menstruelle, notamment le deuxième jour des règles.

Plus généralement, il faudra également penser à éliminer une autre affection pelvienne, en particulier un fibrome utérin. Là encore, l'examen clinique ne retrouve pas de syndrome rachidien.

Éliminer une affection de la sphère digestive

Il peut s'agir :

- d'une affection pancréatique qui s'exprime, en général par une douleur à l'épigastre qui irradie à l'hypochondre droit plus que gauche, et dans deux tiers des cas, vers le dos, de façon transfixiante assez caractéristique, au-dessus ou au-dessous de T12, soit médiane, soit latérale droite ou gauche. L'évolution de cette douleur est variable selon sa cause aiguë ou chronique ou cancéreuse (5) ;
- d'une affection digestive de façon plus générale. Illustrons ceci par exemple :

  Monsieur K...W... est un homme âgé de 76 ans qui a bénéficié, en avril 2000, d'une chimionucléolyse à la papaïne pour lombosciatique par hernie discale L4-L5 avec un excellent résultat. Il a pu reprendre l'équitation un mois et demi après.

  À la fin du printemps, sans élément déclenchant, il souffre à nouveau de la région lombaire, progressivement. Dans un premier temps, il prendra des antalgiques qui n'apporteront pas d'amélioration significative, puis son médecin traitant prescrira un AINS et le repos strict au lit pendant quinze jours. N'étant toujours pas amélioré, il prendra rendez-vous avec le spécialiste parisien qui avait pratiqué la nucléolyse. Une infiltration épidurale de dérivés corticoïde sera faite fin juin 2004. Une légère amélioration est obtenue. Des explorations complémentaires sont réalisées, notamment un scanner. Une récidive de hernie discale L4-L5 est retenue sur un canal peu large avec arthrose interapophysaire postérieure. Seront réalisées une épidurographie avec injection de dérivés corticoïdes en septembre 2004, puis, du fait de l'absence d'amélioration, une infiltration foraminale droite L4-L5 fin octobre 2004.

  Il se présente à ma consultation le 8 novembre 2004. Il n'est pas retenu d'altération significative de l'état général, pas d'amaigrissement notable, pas de notion d'épisode fébrile. Les doléances sont une douleur du flanc droit irradiant vers la région inguinale sans réel trajet radiculalgique. À l'examen, l'attention est surtout attirée par une attitude en psoïtis. Il n'y a pas de syndrome rachidien net. La palpation du flanc droit est douloureuse avec une douleur extrêmement vive au niveau du côlon ascendant. Une échographie faite le même jour montre « un aspect épaissi et hétérogène des parois du bas fond caecal dont la lumière est partiellement collabée .../... structure hétérogène dans la partie terminale du muscle psoas droit ». Les examens complémentaires, gastro-entérologiques, seront diligentés et retiendront le diagnostic d'adénocarcinome du bas fond caecal (classé T4N0) révélé par une perforation abcédée. Le patient a été traité par chirurgie laparotomique et chimiothérapie par Folfox avec un bon résultat à ce jour.

Un zona

Les zonas rachidiens les plus fréquents sont thoraciques. Dans le cas, plus rare, de localisation lombaire, l'éruption caractéristique érythémato-vésiculeuse unilatérale dans le territoire d'une racine postérieure est précédée d'une douleur avec sensation de brûlure. C'est dans cette période que le diagnostic peut être faussé, pouvant laisser penser à un syndrome de Maigne, surtout si le patient a des antécédents lombalgiques. Dans ce contexte, et ceci doit attirer l'attention, la manœuvre du palpé-roulé n'est pas douloureuse et on ne trouve pas de point articulaire postérieur à l'examen segmentaire ni de limitation douloureuse lors de l'étude des mobilités.

Deuxième objectif : éliminer une lombalgie symptomatique

Dans ce cadre, il existe à l'examen clinique un syndrome rachidien dont certaines caractéristiques doivent alerter : la douleur est d'horaire inflammatoire, constante, d'évolution progressive, aussi intense au repos que lors des périodes d'activité, voire augmentée en décubitus dorsal, nocturne, insomniante avec réveil nocturne, raideur matinale, mal soulagée par les médications habituelles, sans élément déclenchant clairement identifié.

Les lombalgies symptomatiques sont en rapport avec une pathologie du rachis mais dont l'étiologie n'est pas mécanique. Elles sont rares, moins de 1 %, mais ont des conséquences toutes autres.

Trois grandes causes sont à retenir : une pathologie maligne, infectieuse ou inflammatoire.

Pathologie maligne

Elle représente 0,7 % des syndromes lombalgiques. Le diagnostic sera plus facilement suspecté chez un sujet âgé, ayant des antécédents néoplasiques, ou ayant une altération de l'état général avec amaigrissement inexpliqué. Mais le tableau clinique n'est pas toujours aussi tranché.

Le myélome doit être évoqué dans ce cadre surtout s'il y a un tassement vertébral pour un traumatisme minime. La biologie met en évidence un syndrome inflammatoire et surtout l'électrophorèse des protéines sériques révèle un pic élevé des gammaglobulines. L'immunoélectrophorèse permet d'en affirmer le caractère monoclonal et de typer la gammapathie. L'immunoélectrophorèse des protéines urinaires dépistera la présence d'une chaîne légère urinaire préférablement à la recherche d'une protéinurie de Bence-Jones. Le bilan d'imagerie comprendra des radiographies du rachis, mais aussi, au minimum, du crâne et du bassin. La scintigraphie osseuse peut être prise en défaut car les lésions ostéolytiques pures du myélome ne sont pas fixantes. Le scanner peut être utile mais, pour le rachis, c'est surtout l'IRM, notamment pour le bilan d'extension aux parties molles et/ou aux structures neurologiques (6).

Une métastase devra être suspectée, dans ce contexte, chez ce même sujet de plus de 50 ans. L'interrogatoire va chercher des éléments d'orientation pour un cancer primitif : tabagisme, toux inhabituelle, hémoptysie, hématurie, constipation récente opiniâtre, présence de sang dans les selles, etc. L'examen clinique sera très attentif à la recherche d'une lésion évoquant un cancer (6). Dans ce contexte, les explorations complémentaires, biologiques et d'imagerie, au premier rang desquelles l'IRM, sont indispensables. Néanmoins la radiographie des zones douloureuses doit être faite.

Il faut rester vigilant, car même si la fréquence est faible, car c'est bien souvent en fin de consultation ou en fin de semaine, lorsque vous souhaitez rentrer à la maison car vous êtes fatigué, que consulte ce patient qui a une lombalgie d'installation progressive, sans radiculalgie, au départ partiellement soulagée par les antalgiques de palier II. Il pensait que cela « allait se passer », mais s'installent des douleurs le réveillant au petit matin et ce de plus en plus fréquemment. Il décide alors de consulter.

Le diagnostic sera plus facilement évoqué dans le cas d'antécédents connus, d'altération notable de l'état général. Mais le tableau n'est pas toujours aussi tranché. Malgré la formidable évolution de l'imagerie, on prescrira des radiographies du rachis. Sur les clichés, on recherchera avec attention une ostéolyse, « vertèbre borgne » par lyse pédiculaire, ou, à l'inverse, une ostéocondensation qui donne à la vertèbre un aspect d'anisochorie. Mais c'est surtout l'IRM, la plus sensible, qui est indispensable au diagnostic, pour préciser les lésions, leur éventuel retentissement intrarachidien, l'existence d'épidurite ou non. La scintigraphie osseuse est utile pour faire le bilan d'extension. Il faut toutefois savoir que 10 à 15 % des métastases osseuses lytiques ne fixent pas. Pour les rares services qui en sont déjà équipés, mais surtout dans l'avenir, c'est le Pet-scan qui est l'examen de choix (fig. 1).

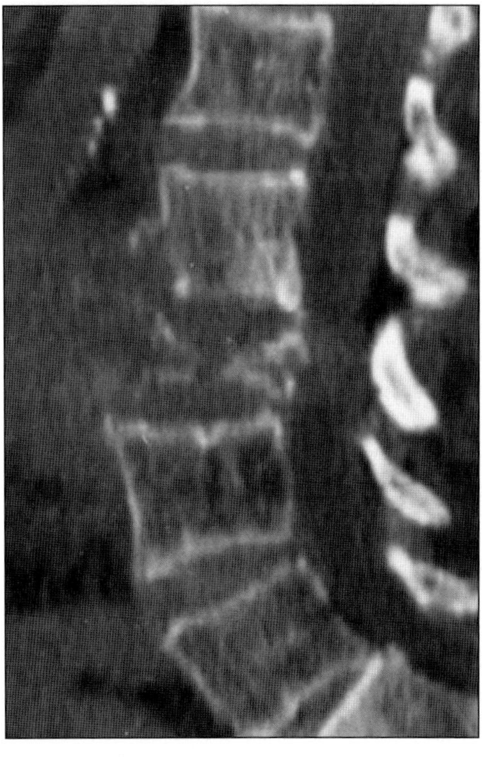

Fig. 1 - Scanner du rachis lombaire : tassement vertébral de L3 pathologique.

Les cancers les plus ostéophiles sont, par ordre de fréquence décroissant, les cancers du sein, rein, prostate, poumon, thyroïde. Rappelons ici que les métastases osseuses rachidiennes sont les plus fréquentes, suivies des localisations secondaires au bassin, crâne, côtes, extrémité proximale des humérus et des fémurs (fig. 2) (6).

Dans ce contexte des métastases, il faudra être prudent :

– de ne pas se laisser aveugler devant des atteintes dégénératives étagées et conclure à la responsabilité de celles-ci ;

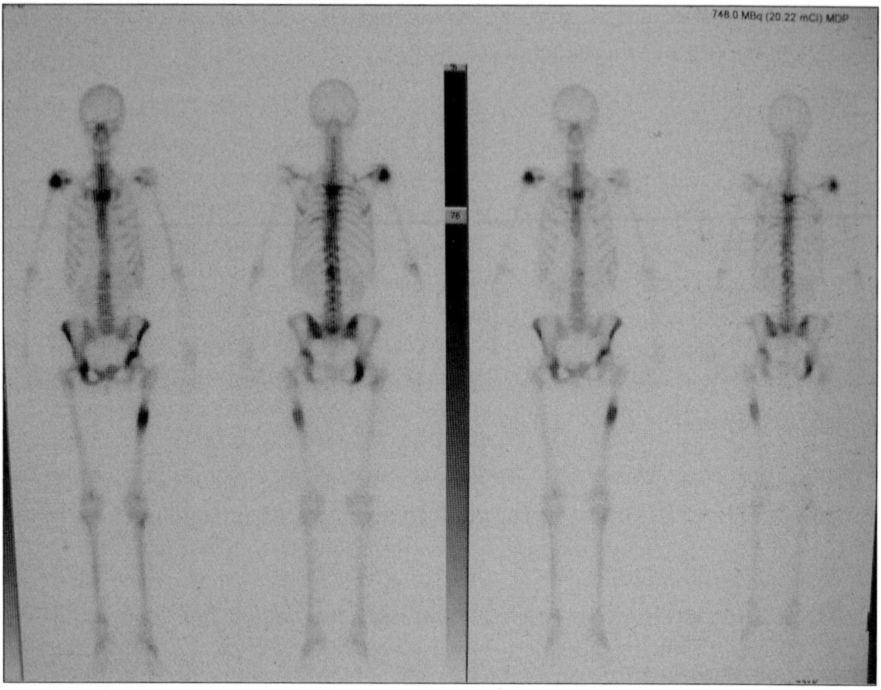

Fig. 2 - Scintigraphie osseuse : localisations secondaires osseuses multiples.

– ou à l'inverse de conclure à des métastases devant une pathologie dégénérative en phase congestive avec hyperfixation à la scintigraphie.

Pathologie infectieuse : la spondylodiscite

La fréquence est estimée à 0,01 %. Le contexte peut être très évocateur, et donc le diagnostic plus précoce, devant une lombalgie aiguë d'installation rapide avec importante raideur rachidienne dans un contexte fébrile. Certains terrains sont prédisposants : sujet immunodéprimé, toxicomane, transplanté, voire les accouchées récentes.

On recherchera des antécédents d'infection urinaire, cutanée ou une autre infection bactérienne récente. Les examens complémentaires rechercheront une hyperleucocytose à polynucléaires neutrophiles, une augmentation de la VS, CRP. L'imagerie radiologique montre un pincement intersomatique rapide, parfois une érosion d'un angle vertébral, une érosion en miroir des plateaux vertébraux. Elles peuvent être normales au départ. C'est surtout l'IRM qui permettra un diagnostic plus précoce, voire la confirmation de celui-ci : hyposignal du disque et des plateaux vertébraux en T1, hypersignal en T2, prise de contraste par le gadolinium, voire abcès dans les parties molles prévertébrales et l'espace péridural.

Une ponction biopsie discovertébrale est indispensable au diagnostic bactériologique avant tout traitement. Elle permet en outre une étude histologique. Des hémocultures systématiques sont répétées lors des pics fébriles. *Staphylococcus aureus* est parmi les germes les plus fréquemment rencontrés (50 % des cas), les bacilles Gram négatif représentent 10 à 15 % des cas (Colibacille, *Pseudomonas,* Protéus, *Klebsiella, Enterobacter, Salmonella*). La brucellose représente 10 à 15 % des cas.

Staphylococcus epidermidis est responsable de 50 % des spondylodiscites iatrogènes (7).

Dans certains cas, le tableau clinique n'est pas toujours aussi typique. Il peut être plus torpide. C'est souvent le cas dans les spondylodiscites iatrogènes. Il faut également, dans ce contexte moins bruyant, avoir à l'esprit la possibilité d'une atteinte tuberculeuse, tel le mal de Pott, 10 à 15 % des cas (figs. 3-5).

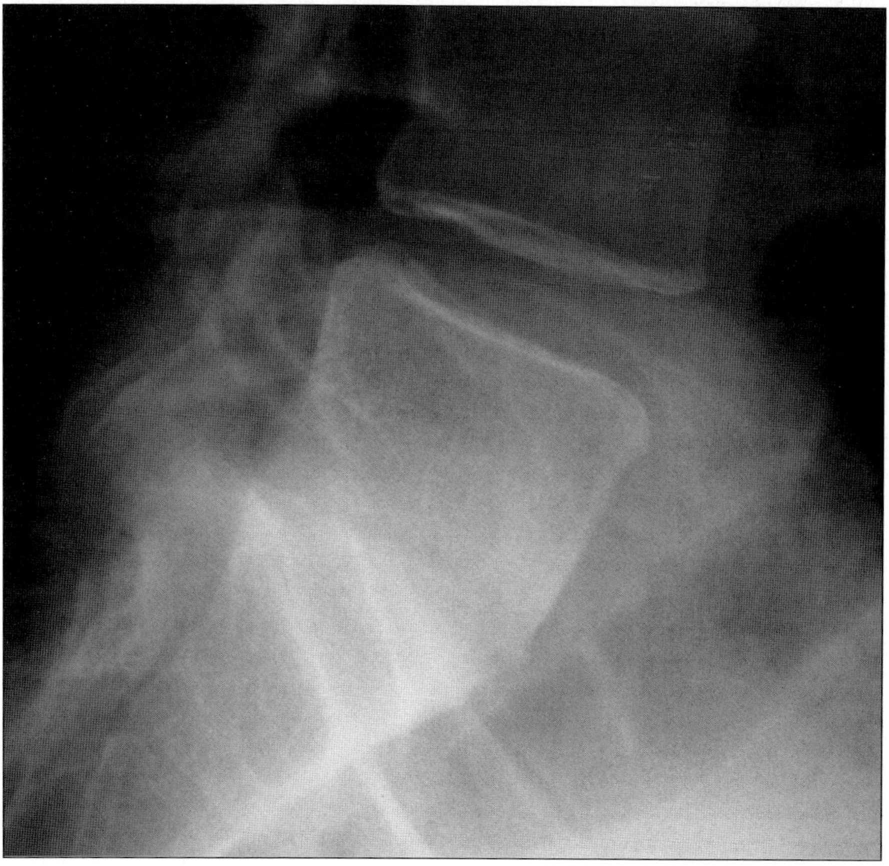

Fig. 3 - Radiographie : spondylodiscite L5-S1.

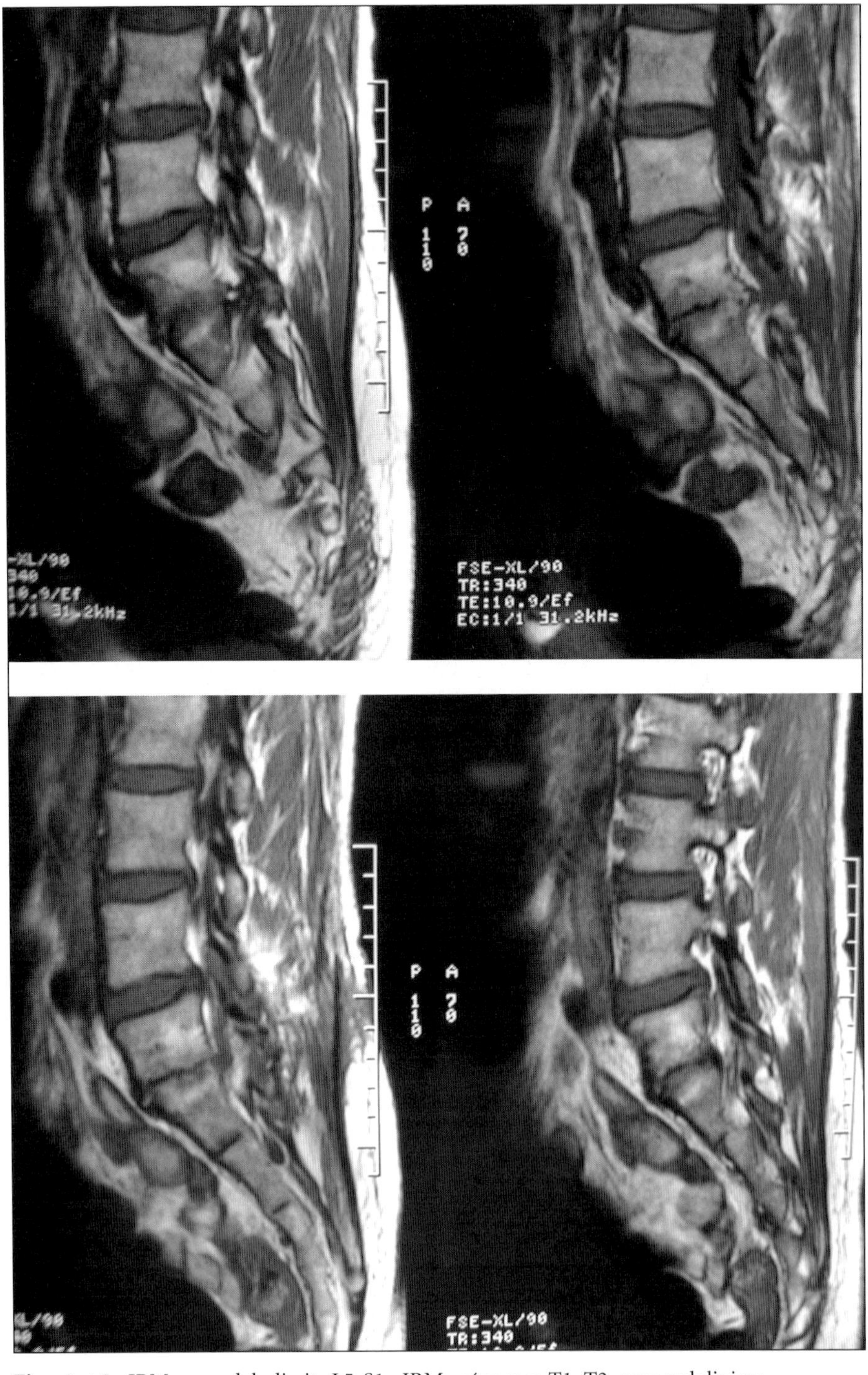

Figs. 4 et 5 - IRM : spondylodiscite L5-S1 : IRM : séquence T1, T2, avec gadolinium.

La nucléopathie calcifiante

C'est une affection dont on ne connaît pas l'origine, elle peut être un piège diagnostique. La résorption peut se traduire par un tableau clinique de lombalgie aiguë fébrile dans un contexte non infectieux (fig. 6) (8).

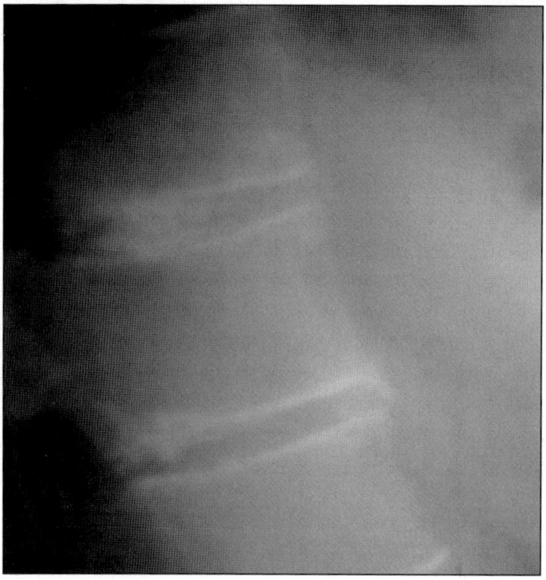

Fig. 6 - Nucléopathie calcifiante.

Éliminer une spondylarthropathie de 0,1 à 0,6 % des lombalgies

Les spondylarthropathies regroupent plusieurs entités qui ont en commun des facteurs génétiques, une cible pathologique, l'enthèse, et des caractéristiques cliniques et d'imagerie. La spondylarthrite ankylosante, ou pelvispondylite rhumatismale, est un rhumatisme inflammatoire caractérisé par une atteinte pelvirachidienne, une évolution tardive vers l'ankylose articulaire, une fréquente association à des enthésopathies périphériques, une forte association au groupe HLA B27. Sa prévalence est évaluée entre 0,1 et 0,2 % (6).

Cette hypothèse doit être soupçonnée chez un adulte jeune qui a des lombalgies suivant un horaire inflammatoire, souvent associées à des douleurs fessières à bascule, également d'horaire inflammatoire, ou périarticulaires (enthèses), sensibles aux AINS (amélioration en 48 heures). Le diagnostic est argumenté sur des éléments cliniques, biologiques et d'imagerie. Deux groupes de critères sont utilisés : les critères d'Amor, 6 points sont nécessaires, et les critères des spondylarthropathies de l'*European Seronegativ Spondylarthropathy Group* (ESSG) ; un critère majeur et un critère mineur permettent le diagnostic (figs. 7 et 8) (6, 9).

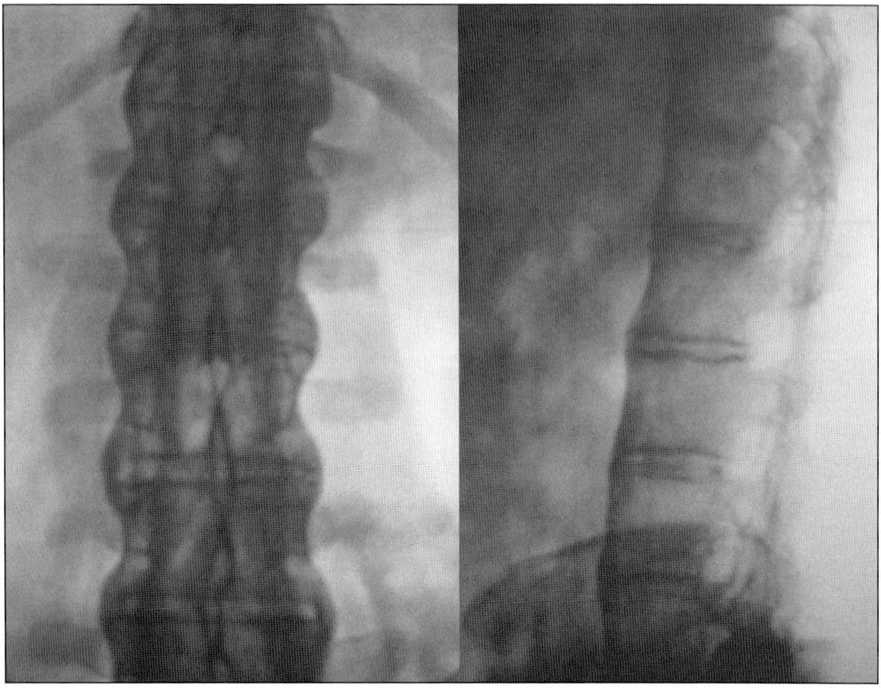

Figs. 7 et 8 - Radiographies : spondylarthrite ankylosante (syndesmophytes).

Dans un contexte traumatique

Éliminer une fracture vertébrale, notamment ostéoporotique. On sera d'autant plus vigilant chez le sujet âgé, avec des antécédents de corticothérapie.

Illustrons d'un exemple ce qui paraît une évidence.

Un homme, veuf, âgé de 81 ans, fait ses courses. En soulevant un pack d'eau minérale pour le mettre dans le coffre de son véhicule, il ressent une vive douleur lombaire. Le lendemain, ayant mal dormi et ayant toujours mal, il consulte son médecin traitant qui prescrit le traitement symptomatique habituel en cas de lombalgie : antalgiques et myorelaxants. Aucune amélioration significative n'est obtenue. Les médications seront changées pour d'autres avec association d'AINS. L'amélioration n'est pas significative. Des examens complémentaires sont demandés. C'est un scanner du rachis lombaire qui est prescrit et effectué avec coupes depuis L1-L2 jusque L5-S1. Outre des lésions dégénératives banales à cet âge, cette imagerie ne met pas en évidence d'anomalie significative. L'hypothèse d'une lésion musculaire des paraspinaux est retenue, le traitement médicamenteux prolongé.

Au bout de six semaines, le patient consulte pour avis spécialisé. L'examen clinique ne retient pas de notion d'altération de l'état général, pas de notion d'épisode fébrile, pas d'antécédent néoplasique. Ce patient avait déjà été examiné trois ans auparavant pour des lombalgies mécaniques dans le cadre de son atteinte arthrosique vertébrale. Des antalgiques et une rééducation rachidienne avaient été prescrits.

À l'examen, l'attention est attirée par une majoration de la cyphose thoracique basse, et la palpation, suivant l'examen segmentaire (R. Maigne), réveille une douleur exquise au niveau de la charnière thoraco-lombaire. Elle est exacerbée dans les mouvements de rotation et d'extension du tronc. Une radiographie standard est faite le jour même. Elle met en évidence une fracture tassement du corps vertébral de T11 avec important angle dièdre qui n'avait donc pas été visualisé sur le seul examen complémentaire précédemment fait puisque cette zone n'avait pas été intéressée par les différentes coupes.

Les examens complémentaires ont confirmé qu'il s'agissait bien d'un tassement ostéoporotique.

Cet exemple souligne l'importance de l'examen clinique qui doit orienter les examens complémentaires et non l'inverse. Dans ce contexte la recherche d'une fracture tassement d'un corps vertébral était l'hypothèse à envisager en priorité (fig. 9).

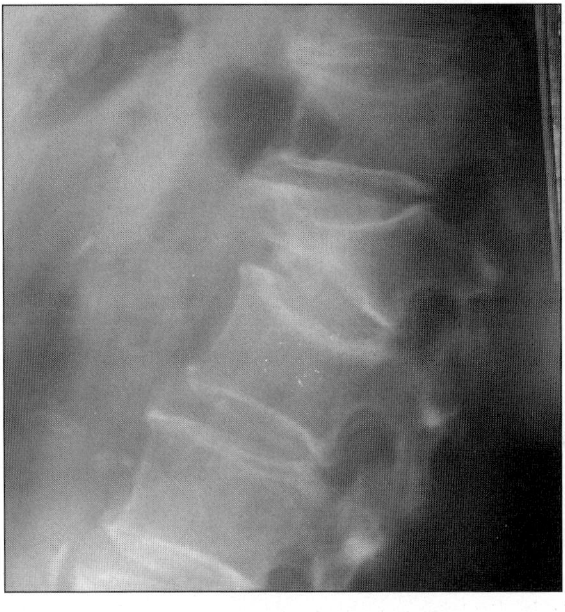

Fig. 9 - Radiographie : tassement ostéoporotique vertébral.

L'ostéome ostéoïde

C'est une lésion osseuse bénigne qui apparaît à l'adolescence ou chez l'adulte jeune.

On sera donc attentif chez un sujet jeune qui consulte pour des lombalgies d'horaire inflammatoire, à recrudescence nocturne, soulagées par les AINS, mais aussi par l'aspirine. Il faut évoquer la possibilité d'un ostéome ostéoïde, y compris dans un contexte de scoliose douloureuse. La radiographie montre une petite zone ostéolytique, lacune arrondie d'un centimètre, « le nidus », cernée d'une sclérose plus ou moins importante réalisant la classique image en cocarde sur la radiographie. Mais, parfois, la sclérose péri-lésionelle masque le nidus ne le rendant visible que sur un examen au scanner. La scintigraphie est un examen très utile montrant une fixation intense (figs. 10 à 13).

Le traitement en est chirurgical avec ablation totale de la tumeur.

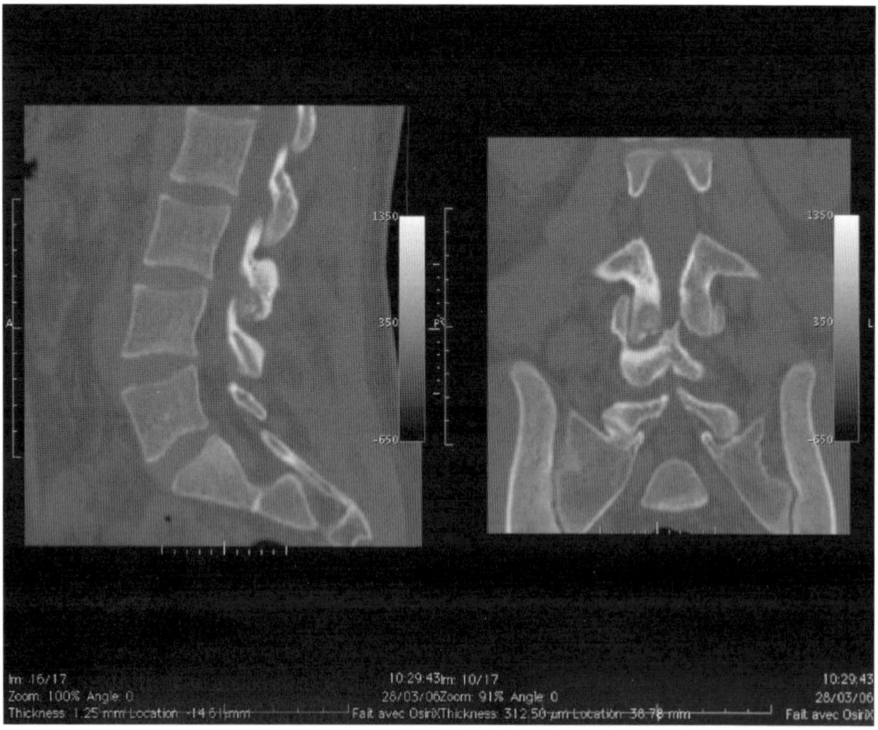

Figs. 10 et 11 - Scanner lombaire : ostéome ostéoïde de l'articulaire postérieure droite de L3 (clichés H. Bard).

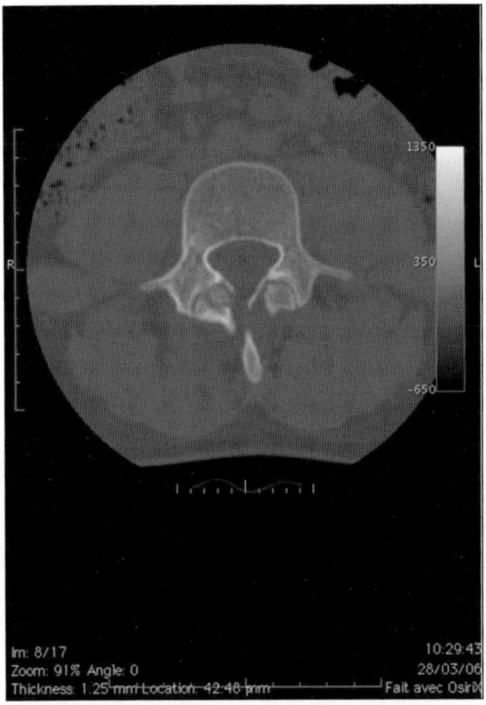

Fig. 12 - Scanner lombaire : ostéome ostéoïde de l'articulaire postérieure droite de L3 (clichés H. Bard).

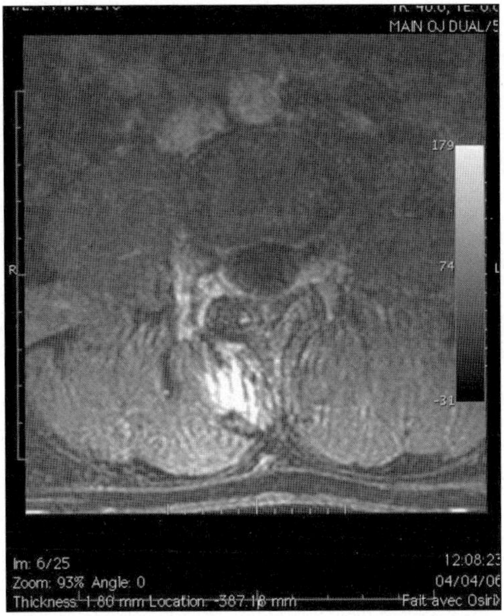

Fig. 13 - IRM lombaire : ostéome ostéoïde au niveau de l'articulaire postérieure droite de L3 (cliché H. Bard).

La « discopathie congestive »

Plus qu'une réelle entité, il semble plus s'agir d'une phase évolutive dans la maladie discale dégénérative. La lombalgie change de caractère. De mécanique, elle devient inflammatoire, avec des douleurs plus constantes, nocturnes, réveillant au petit matin.

Ceci n'est pas forcément péjoratif, pouvant être l'expression clinique d'une discolyse, une discopathie congestive qui se traduit sur les radiographies par une majoration du pincement intersomatique de 50 % en moins de deux ans. L'IRM mettra alors en évidence, à l'étage vertébral considéré, un signal de type Modic 1 avec hyposignal en T1 et hypersignal en T2 des plateaux vertébraux sans hypersignal du disque, sans image d'abcès dans les parties molles (figs. 14 et 15) (1).

Nous devons citer deux autres cas où la lombalgie change de caractère et dans lesquels le pronostic est tout autre, plus péjoratif.

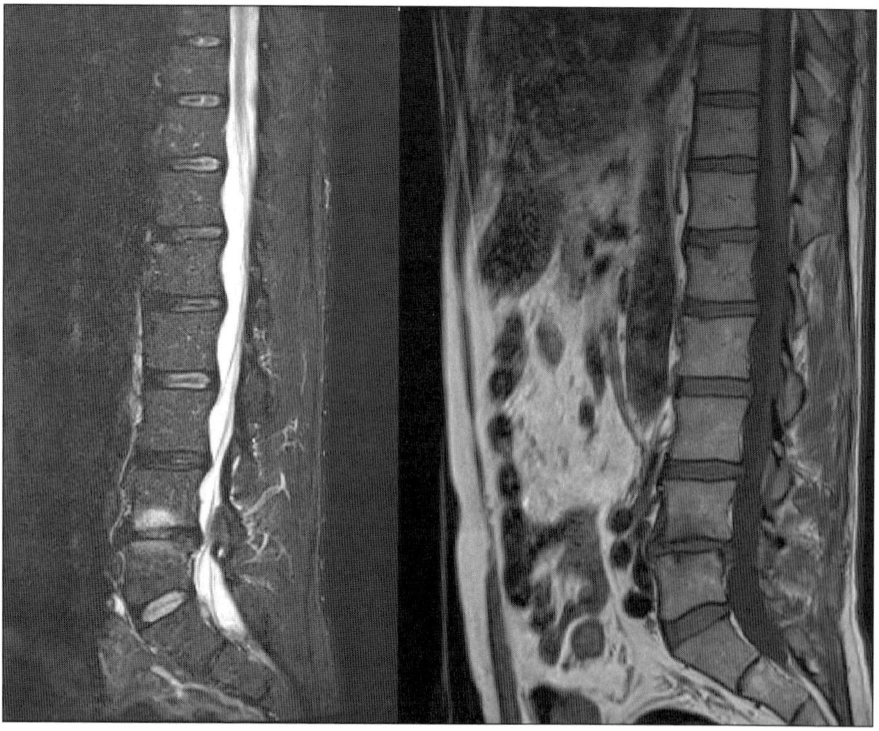

Figs. 14 et 15 - Discopathie congestive (signal de type Modic 1).

L'angiome vertébral

C'est une malformation vasculaire à type de canaux vasculaires de type caverneux, réalisant une tumeur bénigne à l'intérieur du corps vertébral. Elle est dans la majorité des cas asymptomatique. Sur les radiographies, le corps vertébral est déminéralisé avec des travées grossières réalisant un aspect grillagé. Il n'y a pas, à l'inverse de la maladie de Paget, d'hypertrophie ni d'épaississement cortical.

Dans certains cas, il peut devenir « agressif », symptomatique, pouvant même s'avérer compressif, soufflant le mur vertébral postérieur. L'IRM montre alors un hyposignal en T1 et hypersignal en T2, alors que l'angiome asymptomatique est en hypersignal en T1 (graisseux) (figs. 16 et 17).

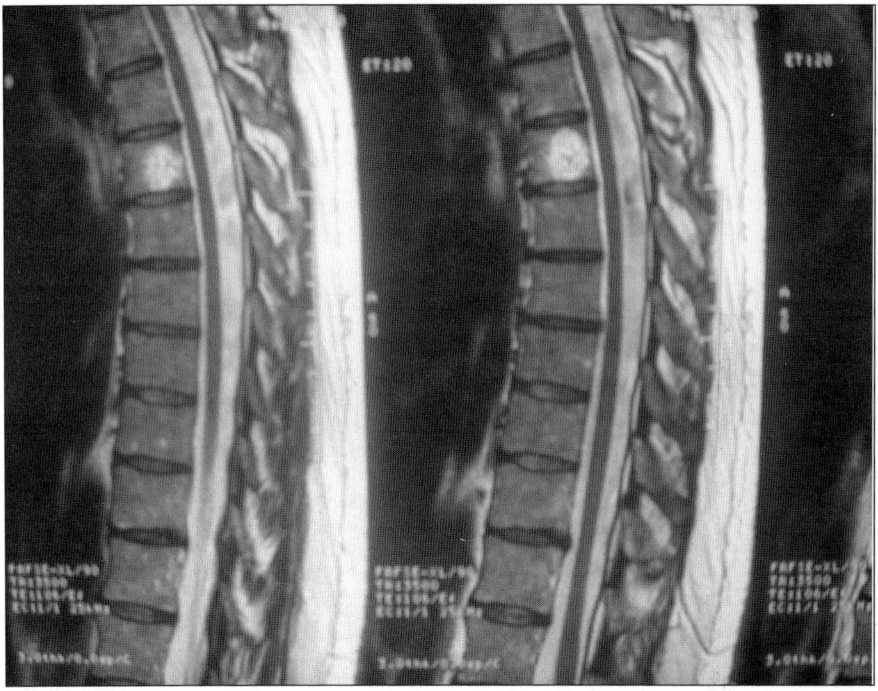

Figs. 16 et 17 - Angiome vertébral, hypersignal T2.

La maladie de Paget

C'est une ostéodystrophie bénigne, exceptionnelle avant 40 ans, qui a une prévalence d'environ 10 % à 80 ans (5). Tous les os peuvent être atteints, les plus souvent touchés sont le bassin, le rachis, le fémur. Cliniquement, elle reste souvent silencieuse, ainsi, elle est souvent découverte lors de radiographies effectuées pour un autre motif. Les formes douloureuses s'expriment par une symptomatologie le plus souvent mécanique, une douleur rachidienne, parfois lombo-radiculaire, permanente, lancinante, parfois pulsatile.

L'apparition de douleurs inhabituelles doit faire redouter la survenue d'une dégénérescence sarcomateuse, heureusement très rare, mais au pronostic redoutable. Son incidence est d'environ 1 % pour la plupart des auteurs. Les atteintes par ordre décroissant sont : le fémur, l'humérus, le pelvis, le crâne, le tibia, le rachis et le sacrum. Ceci diffère donc sensiblement de la maladie de Paget non compliquée (fig. 18) (10).

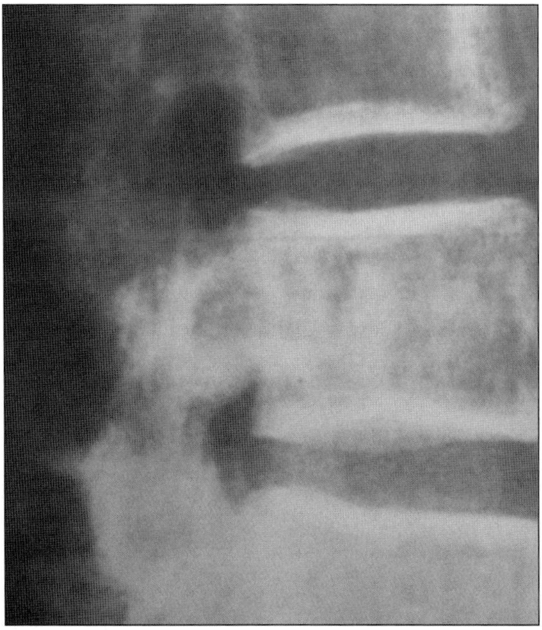

Fig. 18 - Radiographie : vertèbre Pagétique.

Avant de conclure, évoquons une possible situation : Monsieur M… L…, 78 ans, consulte pour douleurs rachidiennes avec impression de raideur, difficultés à se lever d'un siège, difficultés à la marche. L'attention est attirée par une relative akinésie, une perte de la mimique du visage, et les difficultés à la marche se manifestent dès le départ ; c'est la mise en route qui est difficile. Bref, ces difficultés qu'il attribuait à un « dos bloqué » étaient en fait du domaine du neurologue : maladie de Parkinson débutante.

En conclusion

La lombalgie est un motif extrêmement fréquent de consultation. Dans la très grande majorité des cas, ce symptôme n'est que l'expression d'une souffrance mécanique d'un ou de plusieurs éléments qui constituent le joint intervertébral. On parle alors de lombalgies communes pour lesquelles les traitements physiques ont une grande place.

Mais, dans un nombre, très heureusement limité, de cas, l'origine de ce symptôme est toute autre, soit extra-rachidienne avec une douleur projetée, soit rachidienne mais avec une étiologie autre que mécanique.

Notre vigilance de médecin ne doit donc pas faillir devant un symptôme *a priori* banal afin de ne pas prescrire un traitement qui serait soit inefficace, soit, plus grave, inadapté soit, pire, qui pourrait négliger une pathologie plus grave qui nécessiterait une prise en charge différente et spécifique.

Références

1. Poiraudeau S, Lefevre Colau MM, Fayad F *et al.* (2004) Lombalgies, Encyclopédie Médico-Chirurgicale : 15840-C-10
2. Bacourt F, Godeau P, Herson S, Piette J Ch (1987) Cœur et circulation. Anévrismes artériels. *In :* Traité de médecine, 2e édition: 976-8
3. Grünfeld JP, Godeau P, Herson S, Piette JCh (1987) Néphrologie-Urologie. Principaux syndromes et symptômes. *In :* Traité de médecine, 2e édition: 1346-89
4. Auvert J, Godeau P, Herson S, Piette JCh (1987) Néphrologie Urologie. Malformations congénitales de l'appareil urinaire. *In :* Traité de médecine, 2e édition: 1432
5. Sarles H, Godeau P, Herson S, Piette J Ch (1987) Pancréas. Sémiologie pancréatique. Traité de médecine, 2e édition: 1550
6. Chevalier X, Flipo RM, Goupille Ph *et al.* (2002) Collège français des enseignants en rhumatologie. Précis de Rhumatologie. Masson, Paris
7. Mazières B, Cantagrel A, Laroche M *et al.* (2002) Spondylodiscites bactériennes. In Guide pratique de rhumatologie. Masson, Paris. 251
8. Kolsi I, Dubois Ch, Berthelot JM, *et al.* (1997) Super-acute aseptic spondylitis as the first manifestation of round calcifying nucléopathie in a 77 years old man: a case report. Spine 22: 1784-6
9. Amor B, Dougados M, Listrat V *et al.* (1991) Évaluation des critères des spondylarthropathies d'Amor et de l'ESSG : une étude transversale de 2 228 patients. Annales de médecine interne 142: 85-9
10. Lecoq B, Morin F, Marcelli Ch (2003) Dégénérescence sarcomateuse de la maladie de Paget, Revue du rhumatisme 70: 644-9

Traitement chirurgical des lombalgies d'origine discale

G. Missenard

Résumé

La lombalgie est un symptôme fréquent dont l'origine peut avoir des étiologies multiples. Nous ne traiterons ici que les lombalgies ayant pour origine la dégénérescence discale, ce qui nécessite avant tout dans la démarche diagnostique d'éliminer une autre cause. La très grande majorité de ces patients vont pouvoir bénéficier puis être soulagée par un traitement médical bien conduit. L'échec du traitement médical ne suffit pas pour poser l'indication d'un traitement chirurgical. En effet, pour que celui-ci réussisse, un grand nombre de critères doit être réuni afin de parfaitement sérier les indications. Chaque patient doit être considéré comme un cas particulier devant faire l'objet d'une réflexion pluridisciplinaire.

Mots-clés

Lombalgies discales, indications chirurgicales, traitements chirurgicaux.

Abstract

Low back pain is a very common complaint with multiple origins. Here, we focus on the treatment of low back pain caused by degenerative discopathy. This diagnosis excludes all other aetiologies. A large percentage of these patients can be cured with medical treatment. The failure of medical treatment, however, is insufficient reason to pursue surgical intervention. Many criteria must be brought together to determine the indications for and the successful outcome of surgery. Each patient must be considered a special case and receive multidisciplinary care.

Keywords

Low back pain from disc disease, surgical indications, surgical treatment

Introduction

La lombalgie d'origine discale est un symptôme extrêmement fréquent, la plus grande majorité de ces patients vont pouvoir guérir après un traitement médical, seul un petit nombre pourra faire discuter un traitement chirurgical et ce seulement après avoir acquis la certitude d'avoir épuisé toutes les possibilités du traitement médical.

La mise en évidence d'une discopathie dégénérative n'est pas un argument suffisant pour poser une éventuelle indication chirurgicale. Il est indispensable au préalable de réaliser un bilan radiologique et une évaluation psychologique complète. La difficulté est de rapporter la souffrance vécue par le patient aux anomalies anatomiques mises en évidence sur le bilan radiologique, en sachant que ces lésions ne sont pas spécifiques. Ce sera donc sur un faisceau d'arguments qu'une indication chirurgicale sera proposée. La technique employée visera à supprimer l'épine irritative en cause, l'origine de la lombalgie n'étant pas univoque et limitée à l'insuffisance discale. En fonction de la pathologie impliquée, on aura le choix entre la simple discectomie, le recalibrage du canal lombaire, la stabilisation souple par ligaments ou rigide par arthrodèse, et plus récemment la prothèse discale.

Sélection des patients et examens complémentaires

Cette sélection doit être rigoureuse, l'interrogatoire doit mettre en évidence une lombalgie invalidante prolongée et résistante à un traitement médical bien conduit d'au moins un an. L'existence de problèmes socioprofessionnels doit être détectée et résolue avant toute indication chirurgicale. En effet, la prise en charge d'une lombalgie dans le cadre d'un accident de travail ou de conflit avec les assurances sera susceptible de déprécier le résultat postopératoire. Il en sera de même en cas de syndrome dépressif ou apparenté.

Données cliniques

Il faut éliminer d'abord une cause tumorale, infectieuse ou toute autre étiologie étant un diagnostic différentiel de lombalgie commune (1).

Un test d'immobilisation par corset est important pour tenter de prédire le résultat d'une éventuelle arthrodèse et l'origine discale des troubles. Cette immobilisation peut être un lombostat simple ou sinon à prise crurale en cas de discopathie L5-S1, elle doit durer au moins six semaines, le patient devant poursuivre ses activités. Une amélioration franche de la symptomatologie sera un argument positif en faveur du traitement chirurgical, l'absence d'amélioration, voire une intolérance à ce traitement doivent faire reconsidérer l'indication opératoire.

L'infiltration épidurale, quand elle améliore le patient, a une valeur prédictive quant à l'indication d'une décompression proposée sur une sténose lombaire ou un bombement discal (3).

L'infiltration des facettes articulaires avec test anesthésique peut avoir une valeur localisatrice si elle soulage le patient. Cet examen part du principe qu'une partie de la lombalgie est en rapport avec une dégénérescence arthrosique des apophyses articulaires.

Examens complémentaires

Leur but est d'éliminer une autre étiologie que l'insuffisance discale, de rattacher l'organicité des troubles à celle-ci, tout en essayant de préciser le niveau exact.

Les radiographies standard

On doit commencer tout bilan radiographique par des clichés simples de face, de profil et de trois quarts si on suspecte une lyse isthmique. Ce bilan a l'avantage d'éliminer une autre cause de lombalgie, de donner une première orientation quant au niveau lésionnel, en sachant que les anomalies secondaires à l'insuffisance discale sont peu spécifiques. En effet, le pincement de l'espace intervertébral, les ostéophytes des corps vertébraux, l'hypertrophie arthrosique des massifs articulaires peuvent s'observer en l'absence de toute symptomatologie clinique. Seuls les ostéophytes de traction de Mac Nab seraient plus fréquemment observés chez les patients lombalgiques. De plus, un disque pathologique sans pincement est invisible sur une radiographie standard. Cependant cet examen est le meilleur pour dépister un spondylolisthésis par lyse isthmique de grade I souvent invisible en tomodensitométrie (TDM) ou en résonance magnétique nucléaire (IRM).

Les radiographies dynamiques

Cet examen n'a d'intérêt que si on recherche une hypermobilité d'un segment intervertébral lombaire comme cause principale de la lombalgie. Cette instabilité peut être antéro-postérieure (glissement intervertébral supérieur ou égal à 3 mm) ou angulaire (angle formé par les tangentes à deux plateaux vertébraux adjacents). Une variation importante d'angulation entre flexion et extension signe l'instabilité d'un segment rachidien, les valeurs limites ont été précisées par Dvorak en fonction des différents étages discaux (anormal si supérieure à 14° en L2-L3, 15° en L3-L4, 18° en L4-L5, 17° en L5-S1), tout en sachant que des mesures au degré près restent sujettes à caution et discutables (2).

L'IRM

Cet examen cherche à mettre en évidence une ou plusieurs discopathies, l'hyposignal en T2 mettant en évidence la dessiccation discale synonyme de dégénérescence. On recherche également un hypersignal de la partie postérieure du disque qui correspondrait à une fissure radiaire de l'annulus permettant d'incriminer l'origine discogénique de la douleur. L'existence d'un bombement discal significatif plus ou moins latéralisé doit être corrélé à d'éventuelles radiculalgies quand celles-ci sont associées à la lombalgie. L'IRM élimine une hernie discale exclue et permet également d'apprécier l'état des plateaux vertébraux adjacents à la discopathie selon la classification de Modic.

Cette classification est basée sur le signal renvoyé par les plateaux vertébraux (Modic I, II ou III), seul un type I traduit une vraie souffrance discale et a une valeur localisatrice.

Le nombre d'étages concernés sera apprécié, car une atteinte supérieure à deux étages rend plus aléatoire la qualité du résultat d'un traitement chirurgical.

L'examen TDM

Il est utile, si l'on ne peut pas facilement réaliser d'IRM ou quand la lombalgie passe au second plan, le tableau clinique étant dominé par la sténose. Celle-ci est souvent moins bien documentée par l'IRM que par la TDM en particulier couplée à la myélographie (Myéloscanner) ; en effet, seul cet examen permet des clichés dynamiques permettant de démasquer certaines sténoses invisibles sur des incidences réalisées seulement en décubitus dorsal.

La discographie

Cet examen reste utile seulement dans les cas douteux où il est difficile de situer le niveau symptomatique dans l'indication éventuelle d'une arthrodèse ou prothèse discale. Le déclenchement de la douleur habituelle lors de l'injection a une grande valeur localisatrice mais l'absence de douleur n'a pas de valeur prédictive négative.

L'électromyogramme

Il permet de mettre en évidence une souffrance radiculaire, ce qui peut avoir un intérêt quand cela confirme l'organicité des troubles ou quand il existe un doute sur le niveau responsable de la douleur

Techniques chirurgicales

La discectomie

Elle est réalisée par voie postérieure et vise à réaliser une décompression discale où elle remplace maintenant la chymopapaïne dont la commercialisation s'est arrêtée depuis 2002.

Le recalibrage

Cette intervention consiste à élargir le canal rachidien soit en excisant la totalité du ligament jaune en l'associant à un amincissement des articulaires adjacentes tout en conservant les lames (recalibrage vrai), soit en réalisant une laminectomie banale, ce qui est plus déstabilisant mais permet une décompression plus complète.

L'arthrodèse

Son but est de réaliser la fusion de deux ou plusieurs vertèbres adjacentes. Le principe étant que, dans certaines lombalgies, la douleur a pour origine l'instabilité vertébrale. Techniquement on peut réaliser cette intervention de nombreuses façons, la plus classique étant l'arthrodèse postérolatérale associée à une fixation pédiculaire, ce qui améliore les chances de fusion. En cas d'instabilité importante on peut l'associer par voie postérieure à une greffe intersomatique (uniquement en dessous de L2 en raison du risque médullaire) qui a l'avantage de redonner de la lordose, d'augmenter la hauteur discale et le taux de fusion en réalisant une arthrodèse circonférentielle. Plus rarement, cette arthrodèse peut être réalisée par voie antérieure seule, ce qui aurait pour avantage de ménager la musculature postérieure, mais la fixation est plus aléatoire.

La ligamentoplastie lombaire

La complication à long terme la plus banale après une arthrodèse est la dégradation des étages adjacents, ce qui a conduit certaines équipes à proposer une fixation souple par ligaments intervertébraux ou autres systèmes qui permettraient une réduction de l'instabilité sans enraidissement complet, ménageant ainsi les disques adjacents.

La prothèse discale

Comme pour l'arthrodèse intersomatique, cette intervention part du principe que la dégradation discale est majoritairement responsable des lombalgies. Ces implants, mis en place par voie antérieure, ont pour objectif de restaurer l'anatomie en restituant la hauteur discale. Cela permettrait de soulager la surcharge des articulaires postérieures et de rouvrir les foramens afin de décomprimer les racines émergeant à ce niveau. La persistance d'une mobilité devrait éviter la surcharge des étages rachidiens adjacents.

Indications

L'origine de la lombalgie étant souvent plurifocale, la stratégie chirurgicale doit être adaptée à chaque patient. Les indications ne peuvent donc qu'être schématiques, reflétant seulement les grandes orientations en fonction des tableaux cliniques (4). Dans tous les cas, on retiendra, en faveur d'un traitement chirurgical :
– une lombalgie invalidante avec un retentissement fonctionnel grave ;
– un test d'immobilisation par corset positif ;
– l'absence de contexte socioprofessionnel péjoratif ;
– l'échec d'un traitement médical bien conduit et prolongé ;
– une discopathie limitée à un ou deux étages maximum.

La lombalgie sur bombement discal circonférentiel sans hernie discale

C'est un patient jeune (moins de 40 ans) qui présente une lombalgie avec radiculalgies tronquées mais sans sciatique et qui s'associe en imagerie à un bombement discal circonférentiel important sans instabilité discale. Classiquement la discectomie n'est pas un bon traitement de la lombalgie et ces patients étaient antérieurement proposés pour une nucléolyse car ne relevant pas d'une chirurgie extensive. Cependant, depuis la disparition de la papaïne, une des solutions pour ces patients reste la discectomie qui diminue la pression discale donnant à moyen terme des résultats assez satisfaisants. Dans les cas où cette discopathie s'associe à un canal étroit plutôt de type congénital, on peut discuter l'association d'un recalibrage au même niveau (fig. 1).

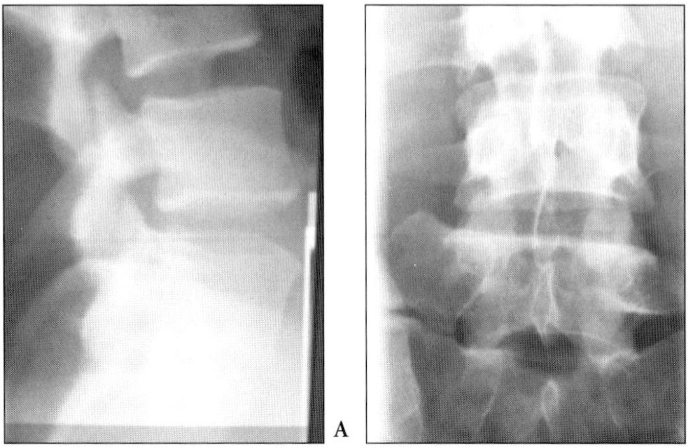

A

B

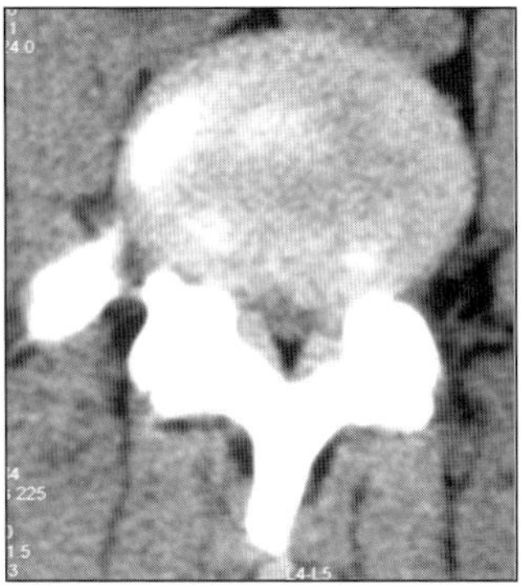

C

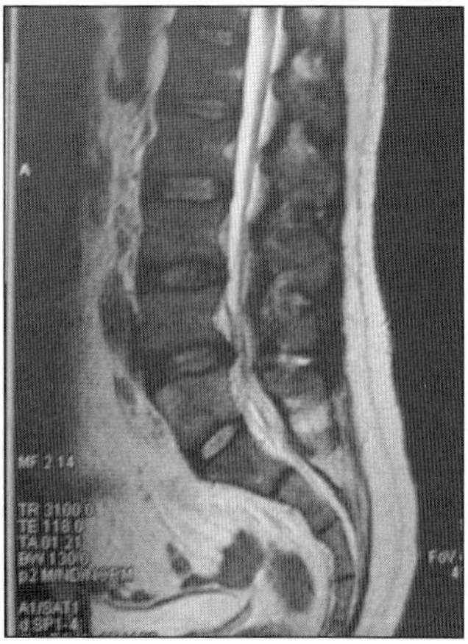

D

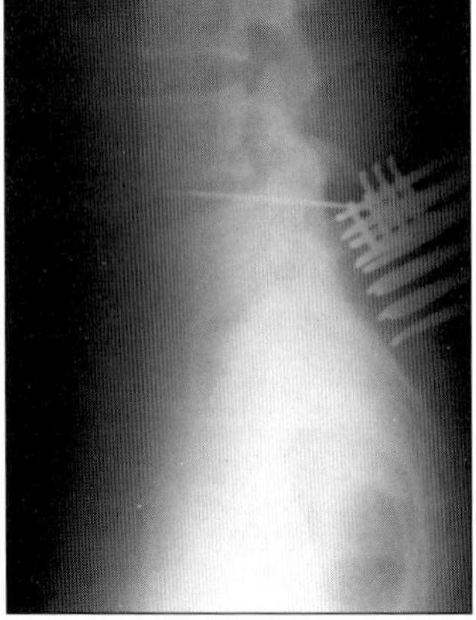

Fig. 1 - Patient de 40 ans présentant une lombalgie rebelle au traitement médical, non améliorée, par le port du corset, les radiographies simples (A) sont sans particularité sinon un banal bâillement discal, l'examen tomodensitométrique montre un bombement discal harmonieux (B) l'IRM confirme cet état de fait et met en évidence une discopathie étagée sur les trois derniers disques, situation peu propice à une éventuelle arthrodèse L4/L5 (C). Ce patient est traité par un recalibrage L4/L5 avec curage discal (D) ce qui donne un résultat satisfaisant avec 5 ans de recul.

La lombalgie sur discopathie étagée ancienne avec canal lombaire étroit

À l'inverse, il s'agit d'un patient âgé (âge supérieur à 70 ans) où le tableau clinique est dominé par les signes de sténose canalaire. Il est évident que c'est cette dernière qui doit être traitée par recalibrage ou laminectomie étendus à tous les étages sténosés. Souvent ce seul traitement améliore la lombalgie accompagnant le tableau clinique et on a maintenant abandonné les grandes arthrodèses accompagnant la libération canalaire. En effet, leur nocivité à court terme sur les étages jonctionnels a été responsable de chirurgie itérative, d'amyotrophie de la musculature postérieure et de déséquilibre sagittal du tronc, elles doivent donc être indiquées seulement en cas d'instabilité prouvée (4). La meilleure indication reste le spondylolisthésis dégénératif avec hauteur discale conservée, souvent responsable de la lombalgie et susceptible de s'aggraver après la laminectomie (fig. 2).

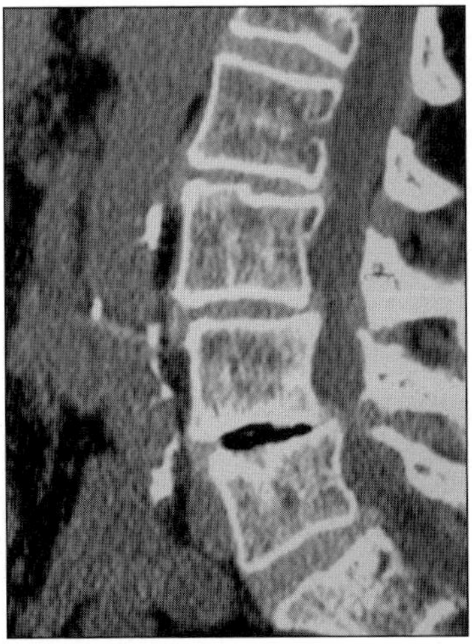

Fig. 2 - Patiente de 65 ans présentant un tableau mixte associant un syndrome de canal lombaire étroit, une radiculalgie tronquée de type L5 et une lombalgie importante. Le syndrome de sténose a été temporairement amélioré par une infiltration épidurale et la lombalgie par le port du corset. Dans ce cas on doit associer au recalibrage L3/L4 et L4/L5 une arthrodèse L4/L5, non pas tant du fait du risque de déstabilisation mais à visée antalgique, ce disque étant sûrement responsable de la lombalgie.

La lombalgie sur dégénérescence discale

Il s'agit souvent d'un patient d'âge moyen (de 40 à 55 ans), qui présente une discopathie sur un ou deux étages avec une instabilité discale radiographique ou un pincement avéré, et chez qui on propose une stabilisation chirurgicale. La technique est affaire d'école entre fixation souple et rigide, le montage devant impérativement s'arrêter au-dessus et au-dessous d'un disque sain (fig. 3).

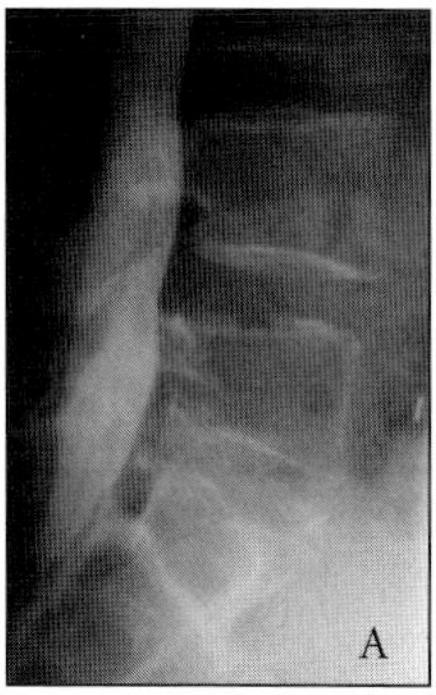

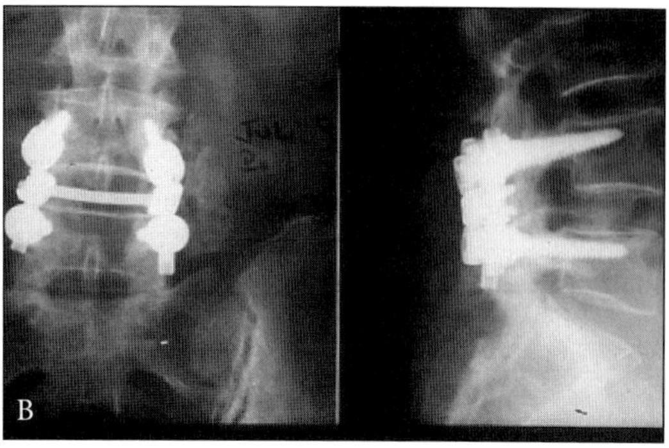

Fig. 3 - Patiente de 56 ans, lombalgique depuis plusieurs années,présentant une invalidité majeure rebelle à plusieurs traitements médicaux bien conduits. Test au corset positif.
Les radiographies montrent une instabilité discale L4/L5 franche (A) l'IRM une discopathie limitée à l'étage L4/L5. C'est l'indication d'une arthrodèse de l'étage concerné avec ouverture canalaire à minima pour libérer la racine L5 gauche (B).

La prothèse discale a des indications très strictes. Elle est indiquée en cas de discopathie limitée aux étages L3-L4-L5-S1, cette discopathie pouvant être primitive ou secondaire à une discectomie ou un syndrome de néocharnière. Les contre-indications sont nombreuses : lésions dégénératives importantes des articulaires, glissement antéro-postérieur notable, lyse isthmique, antécédents infectieux après chirurgie préalable, déviation rachidienne, mauvais état aortique rendant dangereuse la voie antérieure, ostéoporose importante entraînant un risque d'enfoncement du plateau prothétique.

Résultats et complications

En principe le taux de fusion d'une arthrodèse suspendue et instrumentée est proche de 95 %, mais celui-ci chute à 80 % en L5/S1 ou si l'on associe plusieurs étages. Cependant, même en cas de fusion, les résultats dans le cadre de la lombalgie commune sont aléatoires, faisant douter certains de l'intérêt du traitement chirurgical. Le plus difficile pour ces patients reste leur réinsertion socioprofessionnelle (5, 6).

De plus, le risque à long terme de dégénérescence des niveaux adjacents (50 % des cas à huit ans de l'intervention) expose à une chirurgie itérative.

L'utilisation des prothèses discales devrait permettre de traiter plus efficacement ces patients tout en sachant que ses indications ne sont pas strictement confondues avec celles des arthrodèses.

Conclusion

Le traitement chirurgical des lombalgies chroniques reste difficile et aléatoire. Il n'existe pas une lombalgie, mais des lombalgiques, chacun devant bénéficier d'un traitement personnalisé. La prise en charge pluridisciplinaire de ces patients permet le plus souvent de comprendre l'origine des troubles et donc d'améliorer les résultats d'un éventuel traitement chirurgical.

Références

1. Troisier O (2001) Les lombalgies, du symptôme au diagnostic, Médecine-Sciences. Flammarion
2. Morvan G (1997) Imagerie de l'instabilité lombaire chronique. Cahiers d'enseignement de la SOFCOT n° 63. Lombalgies et Lombosciatiques, Expansion scientifique Publications
3. Poiraudeau S, Revel M (1994) Lombalgies. Encycl Méd Chir (Paris). Appareil locomoteur, 15-840-C-10 8 p
4. Noun Z, Lapresle P, Missenard G (2001) Posterior lumbar osteotomy for flat back in adults, J spinal disord, Vol 14, n° 4
5. Anract P (2000) Indications et limites de la chirurgie des lombalgies communes. Rev prat 50: 1793-6
6. Schmider L (2005) Chirurgie de la lombalgie. *In* : le livre de l'interne, orthopédie, Flammarion

La prothèse discale chez le lombalgique : état actuel des concepts et des techniques

J.-Y. Lazennec, H. Pascal-Mousselard, O. Ricart, M.-A. Rousseau et G. Saillant

Résumé

Le remplacement discal constitue un challenge chirurgical et technologique qui a suscité le développement de plusieurs concepts. Certains considèrent le disque comme une articulation périphérique et des implants non contraints, semi-contraints et contraints ont été mis au point. D'autres solutions alternatives existent pour reconstituer un joint intervertébral. Quels que soient les systèmes utilisés, les études prospectives montrent aujourd'hui la non-infériorité du remplacement discal par rapport aux techniques d'arthrodèse classiques. Le point essentiel reste la rationalisation des indications et la sélection des patients basées sur des éléments cliniques et en particulier psychologiques, et sur des données d'imagerie et en particulier l'IRM.

Le concept de la restitution de la mobilité discale est l'un des arguments importants pour le choix de l'arthroplastie discale. Outre la récupération de la mobilité en valeur absolue, les études suggèrent l'importance de la qualité des mouvements en terme de centres instantanés de rotation et de l'épargne des apophyses articulaires postérieures. Des notions nouvelles se profilent également concernant l'équilibre des tissus mous périphériques pour les techniques conservant partiellement l'annulus et l'impact du profil sagittal et des paramètres lombo-pelviens pour le choix des implants et leur réglage.

Mots-clés

Chirurgie lombaire mini-invasive, prothèse discale composite, prothèse discale contrainte, prothèse discale non contrainte.

Abstract

Disc replacement constitutes a surgical and technological challenge that has led to the development of several new concepts. Some experts consider the disc a peripheral joint and, thus, unconstrained, semiconstrained, and constrained implants have been developed. Alternative solutions for reconstructing intervertebral joints exist. Regardless of the system used, the latest prospective trials have demonstrated the noninferiority of the disc replacement with respect to traditional arthrodesis techniques. The most important factors remain the rationalization of indications, patient selection based on clinical findings, especially psychological, and the results of imaging studies, particularly MRI.

The concept of restoring disc mobility is one of the main arguments for choosing disc arthroplasty. Besides recovering mobility in an absolute sense, studies have indicated the importance of the quality of movement in terms of the instantaneous rotation centers and conservation of the lumbar facets. There are also new concepts addressing the balance of peripheral soft tissue –when using techniques that partially conserve the annulus– and the impact of the sagittal profile and lumbopelvic parameters in selecting and configuring implants.

Keywords

Mini-invasive lumbar surgery, composite disc prosthesis, constrained disc prosthesis, nonconstrained disc prosthesis

Généralités

Alors que pour la hanche et le genou le diagnostic de dégénérescence peut être facilement prouvé et corrélé à la clinique, la relation entre la détérioration discale et la perte de fonction lombaire reste plus complexe à mettre en évidence. Avant l'avènement des arthroplasties de hanche et de genou, l'arthrodèse était considérée comme la solution définitive procurant une sédation des douleurs au prix d'un retentissement fonctionnel significatif. L'arthrodèse lombaire n'a jamais procuré le même taux de satisfaction sur la douleur y compris dans les indications reconnues (spondylolisthésis ou dégénérescence discale évoluée). Aussi, la transition de l'arthrodèse à l'arthroplastie discale s'effectue-t-elle dans un climat bien différent, avec la persistance d'incertitudes concernant les indications chirurgicales elles-mêmes. L'abord de la hanche et/ou du genou est beaucoup plus aisé avec une faible morbidité, alors que l'exposition du rachis lombaire est plus complexe sur le plan technique, avec un plus grand risque de complications : envisager une arthroplastie discale lombaire impose de maîtriser la technique des abords abdominaux, trans- et surtout rétropéritonéaux, et les principes de la chirurgie mini-invasive. Les concepts classiques considèrent aujourd'hui qu'une « arthroplastie discale » doit mimer « en valeur absolue » la mobilité apparente du disque intervertébral. Par contre, la reconstitution stricte de la biomécanique de l'espace segmentaire, en particulier en terme de centres instantanés de rotation, n'est pas prise en compte de façon globale. On considère que les implants doivent être suffisamment résistants pour supporter sur une année environ un million de cycles pour trois fois le poids du corps. Cela peut sembler similaire au cahier des charges des prothèses de hanche, soit deux millions de cycles par an pour deux à quatre fois le poids du corps. Mais les caractéristiques anatomiques et biomécaniques d'un segment lombaire sont beaucoup plus complexes à reproduire que le mécanisme articulaire d'une hanche ou d'un genou (1). Le segment spinal est considéré comme un complexe à trois articulations, deux articulations postérolatérales et une « articulation discovertébrale » antérieure. Les amplitudes de mobilité sont variables dans les différentes directions. Les rotations et les translations surviennent le long de trois axes, et les centres de rotation changent au cours de la flexion-extension et des inclinaisons latérales, décrivant ainsi une « zone de centres instantanés de rotation » globalement localisée vers le tiers postérieur du disque au niveau du plateau vertébral sous-jacent (2, 3, 4). Avec le vieillissement du rachis, deux altérations mécaniques essentielles interviennent : la dispersion des centres instantanés de rotation et l'augmentation du transfert des charges à travers les facettes articulaires. Le design des arthroplasties discales doit permettre d'obtenir une mobilité polyaxiale et tenir compte de la détérioration des facettes articulaires ou les épargner mécaniquement et cinématiquement.

La plupart des systèmes actuels considèrent la prothèse discale comme une arthroplastie périphérique (5) pour l'ancrage osseux et pour les « couples de friction » employés, « métal-métal », avec deux surfaces en « cobalt chrome molybdène » ou « polyéthylène-métal », avec des implants plus ou moins contraints en UHMPE. L'UHMPE est aujourd'hui largement utilisé dans les prothèses lombaires. Classiquement, on considère que les débris d'usure par polyéthylène ne sont pas un problème au niveau du rachis, mais quelques cas cliniques rapportent des ostéolyses, et les lésions observées sur des plateaux en polyéthylène soulèvent certaines questions.

Le titane présente certains avantages comme son excellente biocompatibilité et la moindre susceptibilité à sa colonisation bactérienne. Les images IRM sont moins perturbées avec les implants en titane. Malheureusement, ses propriétés d'usure et de dureté en limitent l'usage aux surfaces poreuses de revêtement et l'excluent des surfaces de glissement en raison de sa tendance à générer des débris en cas de frottement incontrôlé. Le titane semble particulièrement adapté pour des systèmes monoblocs tels que la prothèse LP ESP®.

Mais ce transfert de technologies « horizontal » entre les arthroplasties périphériques et la prothèse discale reste basé sur des hypothèses peut-être non vérifiées. En effet, l'espace discal constitue un environnement biomécanique et biologique complètement différent, encore mal connu et en tout cas très lointain d'une articulation conventionnelle.

Les premiers remplacements discaux ont été pratiqués par Fernstrom (6) ; il s'agissait de billes d'acier qui finissaient par pénétrer dans les plateaux adjacents entraînant une perte de hauteur discale. Plusieurs techniques de remplacement de la zone centrale du disque ont été successivement abandonnées en raison de migrations d'implants, mais le domaine des « nucléoplasties » fait encore l'objet de nombreux développements (7-10).

L'arthroplastie discale représente une évolution conceptuelle par rapport au simple remplacement du nucléus. La migration de l'implant est prévenue par l'incorporation de plaques rigides fixées aux plateaux vertébraux adjacents. Quatre catégories d'implants ont été développées : des systèmes articulés non contraints, semi-contraints et contraints proches du cahier des charges des arthroplasties périphériques, et des systèmes « alternatifs » constituant un joint intervertébral. Les implants non contraints comportent une pièce mobile procurant, indépendamment de la rotation, la translation selon les trois axes. Les stress appliqués aux implants sont moins focalisés que dans les systèmes qui incluent un axe de rotation fixé qui limite ou prévient la translation. Pour ces derniers, les forces de glissement extérieures à l'implant, en particulier au niveau des facettes articulaires, sont réduites, mais les stress internes sont significativement augmentés, en particulier au niveau de l'ancrage osseux. Les risques de détérioration de l'interface os-implant et d'une usure accélérée des surfaces articulaires demeurent un sujet de préoccupation.

Le contact os-implant constitue un problème critique pour lequel les solutions aujourd'hui retenues proviennent d'un transfert de technologie à partir des autres arthroplasties périphériques. Les prothèses discales actuelles utilisent des systèmes de microstructures et de macrostructures pour optimiser l'ancrage osseux. Les macrostructures peuvent être des « quilles » plus ou moins volumineuses (prothèses Prodisc®, Mobidisc®, Maverick®, Flexicore®). Il est nécessaire de réaliser une fente dans les plateaux sus- et sous-jacents. Pour éviter une escalade dans la dégradation du capital osseux des vertèbres sus- et sous-jacentes, certains implants comportent seulement des dents de fixation (prothèses Charité®, LP ESP®). Les microstructures sont largement utilisées pour créer une porosité de surface favorable. On considère qu'il faut environ six semaines pour obtenir une réhabitation sur les micro-structures couramment utilisées. Des sprays avec du calcium sulfate ou de l'hydroxyapatite ont été adjoints sur certains implants. Certaines prothèses présentent des surfaces particulièrement complexes comme la Charité® disponible en Europe avec deux couches de titane et une troisième couche de calcium phosphate.

L'usure des matériaux constitue un sérieux sujet de controverse. Beaucoup d'auteurs considèrent que le rachis constitue un « environnement non articulaire » puisqu'il ne s'agit pas d'une « articulation synoviale ». Les mobilités observées sont faibles et les mécanismes de mise en charge différents de ceux observés sur la hanche et le genou. Les études d'explants apportent néanmoins des renseignements contradictoires. Des explants de prothèse Charité® 3 âgés de 2 à 12 ans révèlent des abrasions de polyéthylène sur le dôme de la pièce intermédiaire et de nombreuses fissures périphériques. On peut mettre en évidence une oxydation du polyéthylène comme dans les échecs des arthroplasties totales de hanche. Des réactions macrophagiques intenses avec des fragments de polyéthylène phagocytés ont été décrites dans les plus anciens spécimens, créant ainsi les conditions favorables à l'ostéolyse. L'étude des tissus autour des explants montre aussi un environnement « *synoviale-like* ». Certains auteurs en déduisent donc que le rachis n'est pas un « environnement protégé ».

Les implants non contraints

La prothèse de type Charité® a été developpée initialement au début des années 80 (fig. 1). Le système initial consistait en une pièce mobile en UHMPE prise en sandwich entre deux plateaux métalliques. Aucune attache directe entre la partie intermédiaire et les plateaux n'est recherchée, pas plus qu'une limitation mécanique des mouvements. L'expulsion du composant polyéthylène est évitée par la forme des deux plateaux concaves stabilisant cette pièce intermédiaire en forme de lentille biconvexe. Au cours de la flexion et de l'extension, la partie mobile se translate respectivement en arrière et en avant. Les partisans de ce concept ont suggéré que le mouvement résultant est proche de la mécanique segmentaire physiologique caractérisée par l'absence de centre instantané

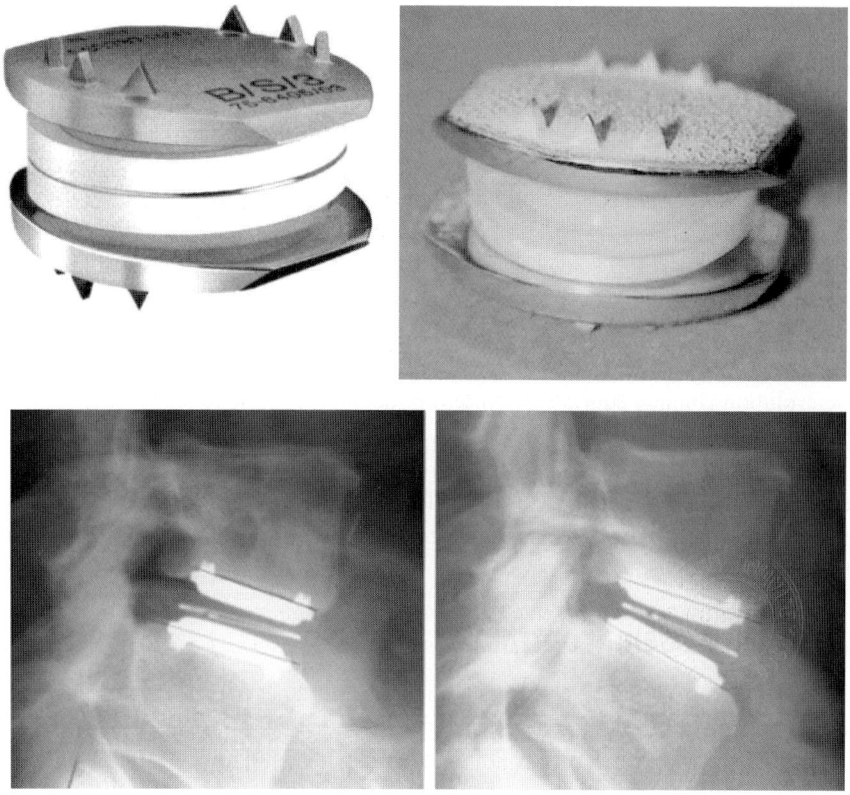

Fig. 1 - Prothèse Charité® sans et avec hydroxyapatite sur les plateaux métalliques.

de rotation fixe. Mais cette notion est remise en question par des travaux plus récents (11).

Dans le design original (SP Charité®1), les plateaux vertébraux étaient plus petits que la partie polyéthylène et ressemblaient à des capsules de bouteille ; la fixation périphérique était assurée par des dents. Les premières expériences cliniques ont donné lieu à des soucis avec un taux élevé de déplacements d'implants. Un deuxième modèle SP Charité®2 est apparu en 1985 avec addition de rebords périphériques pour augmenter la surface de contact avec l'os et mieux résister à la migration. Les zones d'accrochage par les dents ont été également modifiées, placées en avant et en arrière des plateaux métalliques pour lutter contre le glissement antéro-postérieur. Le modèle SP Charité®3 a été largement développé à partir de 1987. Les implants actuels comportent toujours une pièce intermédiaire en polyéthylène mais « *cross-linked* » par irradiation gamma avec une épaisseur de 7,5 millimètres minimum pour réduire les risques de fracture (12). Les plateaux sont en cobalt chrome pour éviter les fractures rencontrées avec les plateaux en acier de la génération précédente. La modularité des composants permet de choisir la hauteur de polyéthylène et la lordose locale.

En Europe seulement, les implants intègrent un état de surface additionnel en titane, complété par l'application d'hydroxypatatite. Les évaluations histologiques sur des explants ont montré une très bonne intégration (13). La SP Charité®3 possède aujourd'hui un recul clinique important. Il s'agit certainement de l'implant le plus largement posé dans le monde (environ 7 000 poses). Déjà, en 1996, une étude à deux ans montrait 69 % de bons et de très bons résultats sur 46 patients (14). La mobilité moyenne était de 9° dans le plan sagittal. Les complications comportaient un taux de luxation du polyéthylène de 2 %, et 9 % d'impaction d'implants. En 1997, avec un recul de quatre ans, Lemaire (15) rapporte 79 % de bons résultats sur 105 patients. L'étude de la FDA pour l'utilisation aux États-Unis est basée sur une étude prospective randomisée comparant la prothèse Charité® avec une technique d'ALIF pratiquée dans les mêmes indications avec autogreffe et une cage Bak vissée. À deux ans de recul, 304 patients ont montré une évolution clinique équivalente en termes de douleur et de fonction pour les deux techniques.

L'agrément de la FDA a été attribué en 2004 pour les atteintes mono-segmentaires aux étages L4-L5 et L5-S1. Les autres études de type « IDE » concernant les prothèses discales ont suivi le même processus visant à prouver la « non-infériorité » par rapport aux techniques conventionnelles.

Les implants semi-contraints

Certains concepteurs ont suggéré que la mobilité anormale et l'instabilité segmentaire pouvaient contribuer à la dégénérescence discale et qu'une arthroplastie discale n'était pas illogique dans ces cas. Ceci a conduit au développement d'implants semi-contraints qui limitent en eux-mêmes certaines mobilités et procurent une « articulation » plus contrôlée.

Prothèse Prodisc®

Développée à la fin des années quatre-vingt, cette prothèse, comme la Charité®, comporte des plateaux métalliques (en cobalt chrome-molybdène) et une partie articulaire en polyéthylène (fig. 2). À la différence de la SP Charité®, la partie polyéthylène est clipée sur le plateau inférieur conduisant à une articulation sphérique semi-contrainte entre le plateau supérieur concave et la convexité de la surface supérieure du plateau-polyéthylène.

La fixation osseuse est différente : elle se fait par des quilles sagittales, de petites dents et un revêtement poreux. Ce mode de fixation a conduit à des préoccupations concernant le sacrifice osseux des plateaux sus- et sous-jacents au cours de la préparation du site d'implantation des quilles, aboutissant même parfois à une fracture sagittale du corps vertébral. En cas de reprise, il est nécessaire de réaliser une corporectomie pour enlever l'implant.

Le design semi-contraint évite l'expulsion du polyéthylène et localise théoriquement le centre de rotation dans la partie supérieure de la vertèbre sous- jacente. Après l'implantation, une translation antéro-postérieure de la vertèbre céphalique survient au cours de la flexion-extension, ce qui, pour certains, pourrait altérer prématurément les

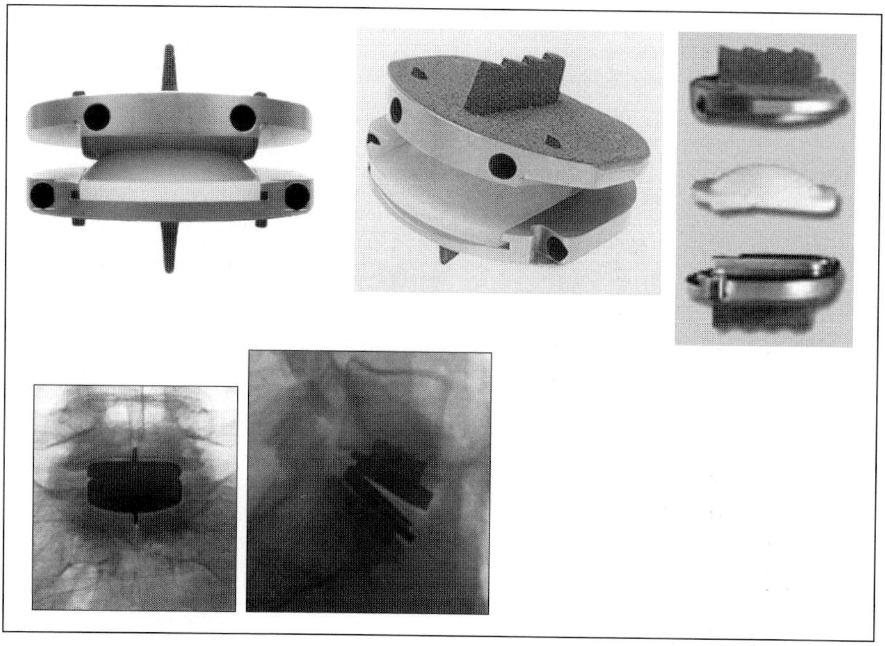

Fig. 2 - Prothèse Prodisc L®.

facettes articulaires avec un risque potentiel de sténose foraminale dynamique. La modularité de ce système permet de mélanger différentes tailles de plateaux et trois épaisseurs de polyéthylène avec des lordoses différentes de 6 à 11° en fonction de l'anatomie du patient et de la laxité de l'espace discal. Avec un recul de 8,7 ans (16), 55 patients ont présenté 60 % d'excellents résultats, 15 % de bons résultats et 25 % d'échecs. Aucun cas de migration d'implant ni d'échec lié à l'implant lui-même n'a été rapporté dans cette série historique. Aucune différence d'évolution n'a été notée entre les cas à un ou deux niveaux. Une mobilité d'au moins 2° a pu être démontrée pour 66 % des implants avec une moyenne de 7,5° en L3-L4, 6,2° en L4-L5 et 4,1° en L5-S1 dans les disques fonctionnels (17). Le taux de dégénérescence radiologique de l'étage adjacent est chiffré à 24 %. Il a été observé une très nette diminution de la mobilité de l'étage prothésé lorsque l'implant est placé au-dessous d'un disque dégénératif (1,6°) (au-dessous d'un étage discal normal, la mobilité moyenne est de 4,7°). La première pose aux États-Unis date d'octobre 2001 ; elle a été suivie d'une étude de la FDA comparant le système à une fusion circonférentielle utilisant une allogreffe antérieure, associée à une fixation postérieure avec autogreffe.

Prothèse Mobidisc®

Il s'agit d'une prothèse semi-contrainte particulière : le centre moyen de rotation est postérieur et inférieur, mais l'implant, en lui-même, permet une translation additionnelle dans tous les plans selon son plateau inférieur, ce qui facilite la torsion intervertébrale (limitée à 7°). Il s'agit donc d'un type particulier de système « semi-contraint avec translation » (fig. 3).

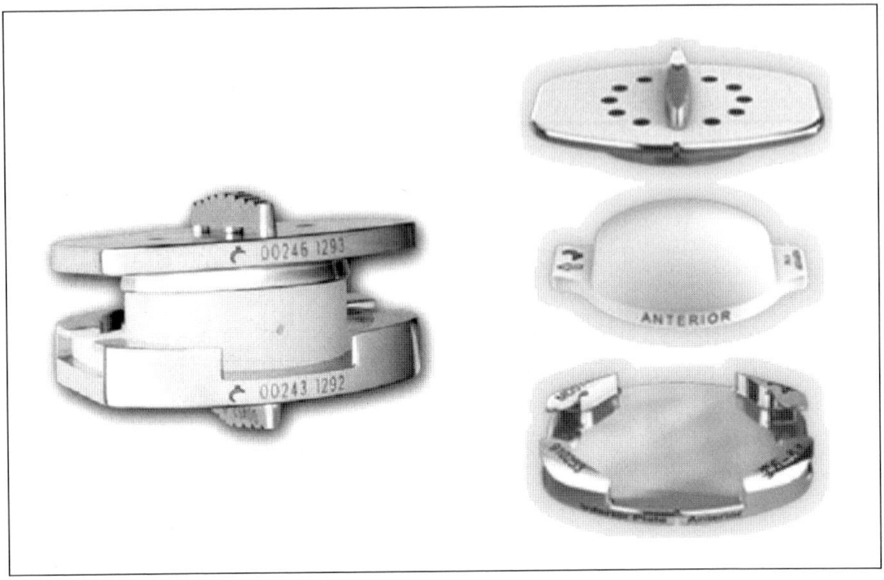

Fig. 3 - Prothèse Mobidisc®.

En effet, les centres de rotation en flexion-extension sont déterminés géométriquement par la forme et l'orientation spatiale des facettes articulaires. La localisation au tiers postérieur de l'espace intervertébral et au-dessous du plateau vertébral sous-jacent a été définie sur des modèles par éléments finis et par l'étude des radios en flexion-extension. Ces travaux donnent en fait la localisation d'un « centre moyen de rotation » pour la flexion-extension, résultant de différents centres instantanés de rotation et localisé dans une zone qui n'est pas forcément celle requise pour les mouvements de flexion latérale et de rotation. Cet aspect mécanique n'affecte pas théoriquement les implants non contraints, mais soulève des problèmes pour les systèmes semi-contraints « sans plateau polyéthylène mobile ».

Le système comporte deux plateaux en cobalt chrome et une partie intermédiaire UHMPE. Les plateaux sont recouverts de titane et la stabilité de l'ancrage est renforcée par deux petites quilles médianes sagittales. Différents types de plateaux inférieurs permettent d'obtenir des lordoses de 0, 5 et 10°. Le plateau en polyéthylène est plat à sa partie inférieure, de façon à s'encliqueter dans le plateau inférieur : la mobilité permise en translation est de 1,5 millimètre environ dans chaque direction. Le dôme du plateau en polyéthylène mobile s'articule avec le plateau supérieur concave. Le rebord du plateau inférieur évite la luxation de la partie en polyéthylène. La partie supérieure du composant en polyéthylène est convexe et s'emboîte dans la partie concave du plateau céphalique. Les premières implantations datent de novembre 2003 en France.

Prothèse Activ-L®

Cet implant entre aussi dans le cadre des implants semi-contraints avec translation, avec plusieurs versions avec ou sans quille et un état de surface spécifique des plateaux (spray titane et dicalcium phosphate) (fig. 4). Le plateau mobile permet une translation en antéro-postérieur mais pas de translation latérale.

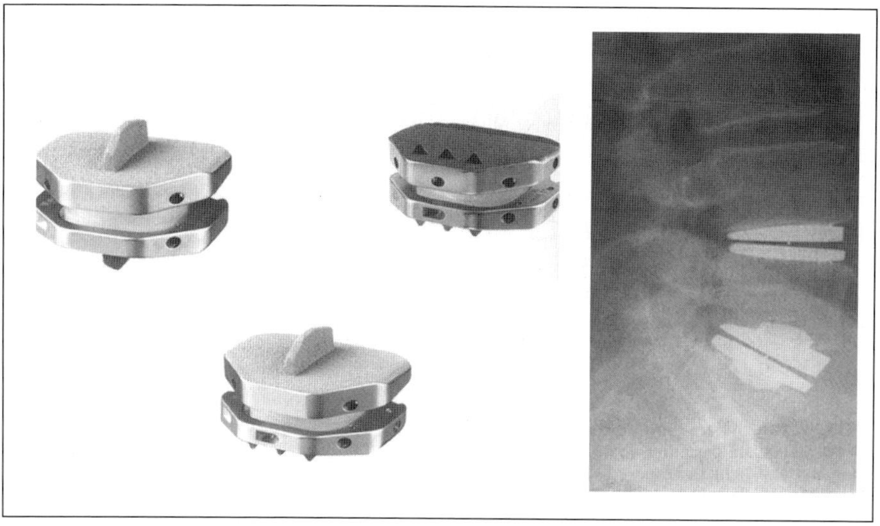

Fig. 4 - Prothèse Activ-L® et ses trois versions de plateaux métalliques.

La prothèse métal-métal Maverick®

Certains considèrent aujourd'hui les prothèses métal-métal comme la troisième génération de remplacement discal après les expériences malheureuses des remplacements nucléaires purs et certaines complications observées avec les prothèses discales comportant du polyéthylène (lésions des implants, granulome et ostéolyse). Ces prothèses sont basées sur l'extrapolation au rachis de résultats connus à court et à moyen terme pour les prothèses totales de hanche métal-métal. Ce type d'implant offre aujourd'hui un recul plus limité. En moyenne, on considère que le disque lombaire est exposé à environ 2 millions de mouvements peu contraignants et à 125 000 flexions sévères par an (18). Les tests biomécaniques ont suggéré que ces mouvements de grande ampleur généraient dix fois plus de débris d'usure qu'un simple cycle de marche sur une prothèse de hanche (19). Le problème des particules d'usure liées au polyéthylène est donc posé, en raison du risque d'ostéolyse bien connu dans les articulations périphériques. Il faut toutefois savoir que l'ostéolyse n'est pas un problème résolu avec les prothèses de hanche métal-métal comme le montrent certaines études. La faible taille des particules d'usure censée réduire les phénomènes d'activation des macrophages n'est peut-être pas un argument aussi définitif compte tenu des phénomènes d'agrégation récemment décrits (20, 21). On connaît en outre l'impact considérable sur la longévité des couples métal-métal des taux de carbides dans les alliages. Curieusement, ce problème n'est pas discuté dans les arthroplasties discales.

La prothèse Maverick® est un implant semi-contraint comportant deux surfaces articulaires en contact direct, en cobalt chrome molybdène (fig. 5). Comme pour la prothèse Prodisc®, la fixation est assurée par deux quilles sagittales et les plateaux sont recouverts d'hydroxyapatite. Les surfaces articulaires concaves et convexes ne sont pas parfaitement congruentes. Le composant inférieur, convexe, comporte un rayon de courbure légèrement plus petit que celui du composant supérieur. Le centre de rotation est fixé dans une position postérieure, mais le système permet une translation contrôlée de 1,5 millimètre. Ce type d'implant limite théoriquement les forces de translation appliquées aux facettes articulaires, mais le système reste très sensible à la qualité du positionnement vertébral (22, 23, 24). Ces implants sont modulaires, permettant différentes tailles de plateaux et un choix sur l'encombrement antéro-postérieur et latéral. Trois angles de lordose sont disponibles, 6, 9 et 12°, et trois hauteurs d'implants postérieurs, 10, 12 et 14 millimètres. À la différence de la prothèse Prodisc®, le système est assemblé hors de l'espace discal et inséré en monobloc. Les premières implantations en Europe datent de janvier 2002, la première implantation aux États-unis a été réalisée en 2003.

L'étude de la FDA actuelle a débuté en mai 2003 : elle compare le système à une cage intersomatique antérieure associée à de la BMP. Ce type de système « concave-convexe » *(ball-and-socket)* soulève des interrogations. En effet, les centres instantanés de rotation du rachis normal ne sont pas fixes. Ces implants bien positionnés peuvent procurer une mobilité plus contrôlée et une relative préservation des massifs articulaires, mais la difficulté de réglage, notamment en rotation, peut poser des problèmes en cas de position

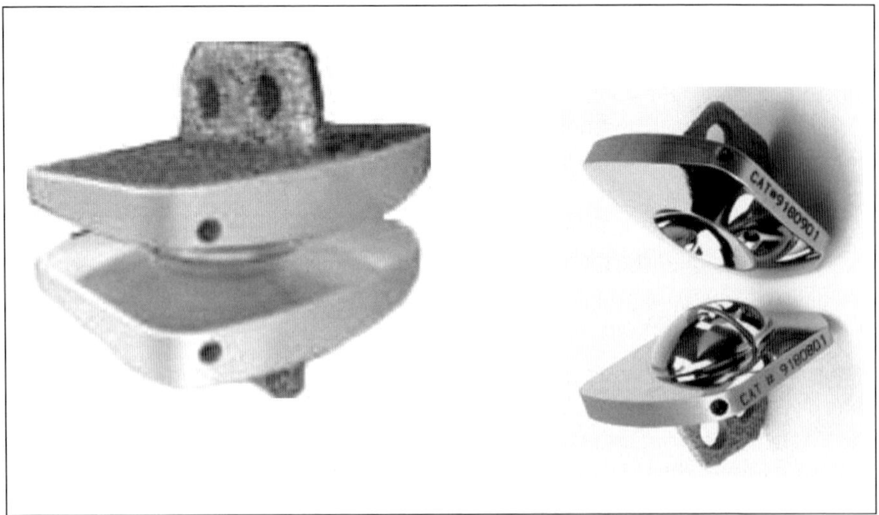

Fig. 5 - Prothèse Maverick®.

sub-optimale. Au contraire, les implants non contraints procurent sans doute plus de tolérance en terme de positionnement opératoire.

Les implants contraints

Prothèse Flexicore®

C'est une prothèse métal-métal dont le centre de rotation est fixé au centre de deux plateaux intervertébraux en cobalt chrome (fig. 6). L'implant comporte un limiteur de rotation afin de soulager les facettes articulaires dans les conditions d'hypermobilité qui peuvent les altérer. La rotation est limitée à 7,5° dans chaque direction et la flexion-extension et inclinaison latérale à 15°. Les plateaux sont recouverts de plasma titane pour favoriser l'ostéo-intégration. L'instrumentation spécifique permet l'implantation du système en monobloc. Des études cliniques ont débuté aux États-Unis en août 2003, comparant le concept à une chirurgie beaucoup plus lourde de fusion circonférentielle. Aucune information n'est aujourd'hui disponible concernant l'impact des contraintes supplémentaires sur l'augmentation du taux d'usure et de descellement.

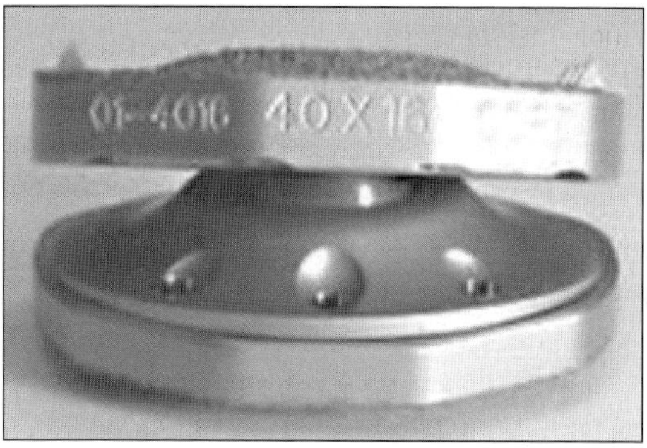

Fig. 6 - Prothèse Flexicore®.

Les solutions alternatives

Système Acroflex®

Le disque élastique du système Acroflex® a été conçu comme un joint élastique entre deux plateaux en titane (fig. 7). Le plateau en titane était poreux pour favoriser l'intégration osseuse. La partie élastique des implants initiaux était composée de polyolefin. Une étude publiée en 1996 (25) rapportait 6 patients à 3,4 ans et 4 résultats satisfaisants. Des préoccupations concernant la potentielle carcinogénicité des solvants benzènes utilisés au cours de la vulcanisation de ce joint élastique ont poussé à suspendre les études

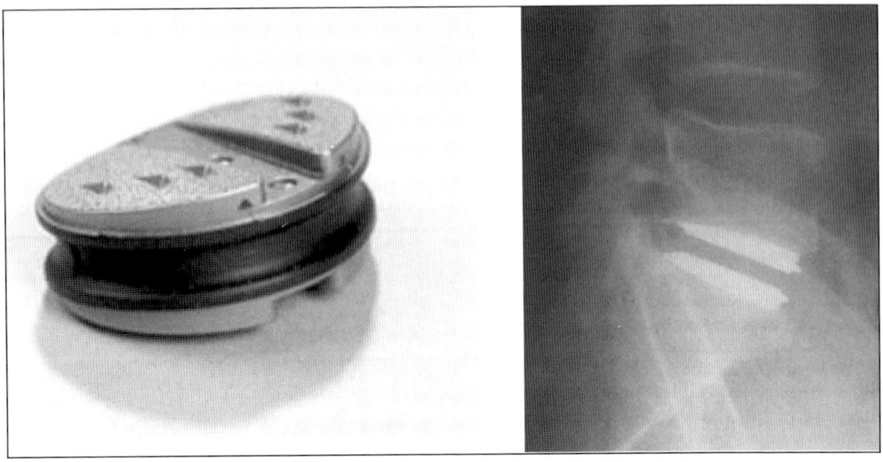

Fig. 7 - Prothèse Acroflex®.

cliniques. Les procédures de fabrication ont été modifiées et une nouvelle étude pilote a démarré en 1998 (26). Sur 40 patients, de 1 à 2 ans de recul, un taux élevé d'échecs liés à l'élastomère et à ses particules de dégradation a été mis en évidence sur des études scanner. Des cas d'ostéolyse sévère avec granulome ont été observés et surtout un taux très élevé d'ossifications implantaires développées au cours des douze premiers mois.

Système LP ESP® (fig. 8)

Malgré les nombreux développements de ces dernières années, le remplacement discal par les prothèses « classiques » est confronté à des problèmes conceptuels et technologiques. La jonction intervertébrale n'est pas une « articulation », mais un joint : les prothèses « articulaires » actuelles se heurtent à des problèmes de frottement et d'usure, à la difficulté de contrôler l'amplitude des mouvements, aux conséquences de la dispersion des « centres instantanés de rotation ». Les systèmes développés par analogie avec les autres articulations cherchent à pallier ces difficultés par des procédés plus ou moins contraints et sensibles aux imprécisions de pose. En outre, les implants classiques cherchent seulement à restituer de la mobilité sans intégrer l'autre caractéristique essentielle du segment rachidien, la capacité d'amortissement.

La prothèse discale LP ESP® est basée sur un concept original de type « cylindre bloc » cherchant à restituer à la fois mobilité et amortissement. Le système est constitué de deux plateaux d'alliage de titane (TA6V ELI) qui encadrent un joint intermédiaire composite.

Les plateaux vertébraux comportent de petites dents et sont recouverts d'hydroxyapatite et de T40 pour favoriser l'ostéo-intégration. La partie centrale composite compressible est constituée d'un silicone (Silbione RTV 71556) et d'un polymère (Expancel) ; l'anneau périphérique mécaniquement actif est un polycarbonate uréthane (Bionate 80A). La mobilité et la capacité d'absorption dépendent de la morphologie de

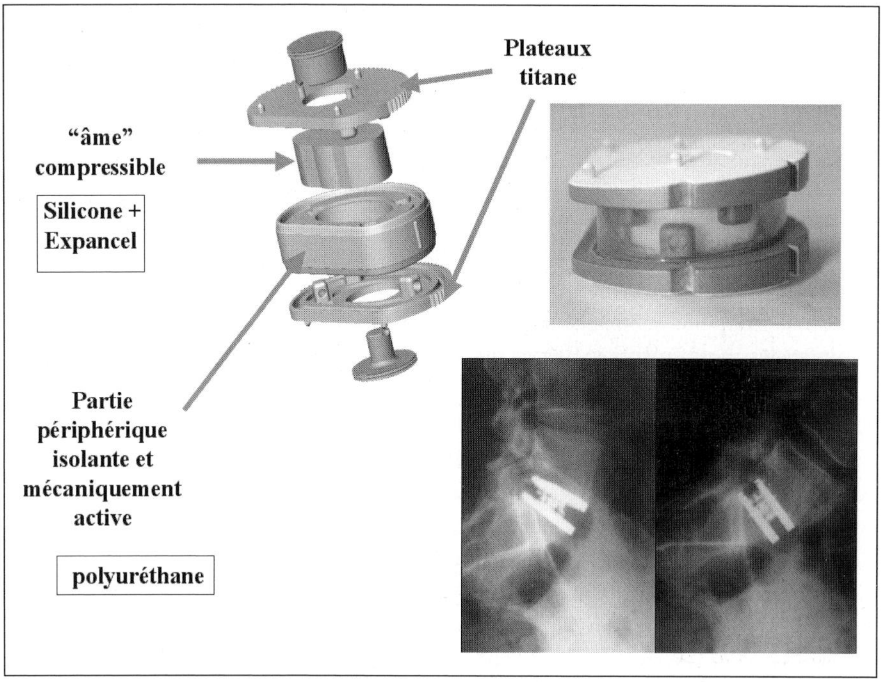

Fig. 8 - Prothèse LP ESP®.

la partie intermédiaire, ainsi que de diverses options de composition, offrant diverses possibilités de choix en fonction des caractéristiques souhaitées pour le remplacement discal. L'amplitude de la lordose peut être choisie en fonction du design des plateaux.

Les premières implantations ont été réalisées en 2004 après une longue période de mise au point incluant les tests de biocompatibilité et des essais mécaniques à 40 millions de cycles et, pour des situations extrêmes, en compression-cisaillement. Ce programme d'essais particulièrement sévère a permis de démontrer l'absence de perte de masse du système, la stabilité en termes de rigidité et de cohésion entre les plateaux et la partie centrale composite. À ce jour, les résultats cliniques sont équivalents à ceux des autres séries avec une durée opératoire moindre compte tenu de l'implantation plus facile, en monobloc, de la prothèse.

Aspects cliniques

La place de l'arthroplastie discale reste mal définie, alors que ses objectifs sont ambitieux, visant à restaurer et imiter la mobilité segmentaire et à reconstituer les conditions de mise en charge du disque (27, 28, 29).

Les indications de prothèse discale sont aujourd'hui justifiées par deux objectifs principaux : la préservation de la mobilité et la prévention de la détérioration du disque adjacent.

Mais il est impossible d'affirmer avec certitude que la préservation de la mobilité constitue un garant de l'épargne des autres étages et, plus encore, il est impossible de préciser la quantité de mobilité adéquate pour chaque sujet, en tenant compte de sa morphologie rachidienne et de son état fonctionnel global. Les bases anatomiques de la mobilité du rachis sont segmentaires par nature, avec des possibilités d'adaptation considérables. Théoriquement, l'avantage potentiel du remplacement discal devrait se rencontrer chez les sujets pour lesquels la seule issue serait une arthrodèse très étendue. Paradoxalement, les arthroplasties sont plutôt utilisées sur les atteintes uniques ou moins fréquemment sur des atteintes à deux niveaux. La fonction restituée peut aussi aboutir à une hypermobilité sur des segments dont les arthroplasties ne contrôleraient pas suffisamment les mouvements extrêmes ou, de façon plus sournoise, à une mobilité non contrôlée en raison de la détérioration des tissus environnants et d'une mauvaise compréhension de la « balance » des parties molles.

Le deuxième argument en faveur de la prothèse discale est l'épargne du disque adjacent : les auteurs parlent généralement de « dégénérescence du segment adjacent » comme un synonyme de « dégénérescence accélérée », ce qui reste discutable. La détérioration du segment adjacent à une arthrodèse survient naturellement dans le cadre du vieillissement du rachis. Mais affirmer une accélération de cette détérioration par rapport à la « norme » reste difficile à prouver.

La plupart des essais cliniques s'adressent à une population homogène de 18 à 50 ans présentant une atteinte mono- ou bisegmentaire après l'échec total du traitement médical conduit sur une période prolongée de plus de six mois (30-33). Trois groupes d'indications sont aujourd'hui identifiés comme « idéal », « satisfaisant » et « limite ».

Les indications considérées comme idéales regroupent les atteintes discales monosegmentaires, avec ou sans hernie discale, sans radiculopathie installée et sans chirurgie préalable.

Les indications satisfaisantes concernent les atteintes bisegmentaires ou les échecs de chirurgie discale à un étage sans laminectomie et sans altération significative des facettes articulaires.

Les cas « limites » sont représentés par les étages détériorés et/ou instables adjacents à une fusion, les instabilités sévères, les scolioses dégénératives et les spondylolisthésis dégénératifs.

Indépendamment de ces considérations « mécanistes » de l'approche de la lombalgie discale, la sélection psychologique et la détection des facteurs socio-culturels d'échec restent des points clés qui conditionnent de façon essentielle les résultats à court et moyen terme.

Conclusion

Les prothèses discales représentent aujourd'hui un centre d'intérêt considérable en termes de recherche et aussi de marketing dans les milieux de la chirurgie du rachis. L'histoire de l'arthroplastie discale en est encore à ses balbutiements. Ce développement très ralenti est lié à l'absence de stratégie diagnostique fiable et d'indication universellement acceptée pour le traitement chirurgical des lombalgies sur dégénérescence discale.

La recherche a conçu de nombreux systèmes dont la viabilité à court et à moyen terme semble correcte en matière de restauration fonctionnelle. Mais la plus grande limitation de ces systèmes est moins la technologie que la connaissance physiopathologique insuffisante et la difficulté de sélection des patients. Plus de cent brevets ont été déposés sur différents designs de disques artificiels, mais une dizaine seulement a donné lieu à des systèmes implantables. Certaines orientations conceptuelles se dégagent entre les implants comportant des couples de friction et d'autres concepts où le disque est considéré non comme une articulation, mais comme un joint ou un « cylindre bloc ».

La planification préopératoire a évolué comme un véritable art pour les arthroplasties de hanche et de genou. L'expérience de la planification des prothèses discales est encore insuffisante car elle tient compte uniquement des épaisseurs des plateaux vertébraux, des potentialités de distraction locale mais n'intègre pas l'état des parties molles et l'équilibre sagittal du rachis.

Le réglage antéro-postérieur et en rotation des implants reste difficile, imposant une « *learning curve* » non négligeable par les chirurgiens. Les conséquences des vices de positionnement même mineurs sont très différentes d'un implant à l'autre.

L'équilibration des parties molles est devenue « un classique » en termes d'arthroplastie du genou mais n'est quasiment pas analysée en terme d'arthroplastie discale pour les systèmes qui conservent les parties périphériques de l'annulus. L'expérience opératoire montre l'impact de ce phénomène sur des distractions asymétriques aussi bien dans le plan antéro-postérieur que latéralement.

La modularité constitue une caractéristique essentielle de la plupart des prothèses discales actuelles. Cette conception reste problématique comme au niveau des autres arthroplasties de la hanche et du genou en raison du risque mécanique au niveau des interfaces par la différence d'élasticité des matériaux, les frottements incontrôlés, les phénomènes de corrosion et les relargages métalliques (34, 35). En outre, avec la majorité des prothèses actuelles on cherche la reconstitution d'une articulation alors que le disque lombaire ne correspond pas exactement à ce cahier des charges. Après l'abandon du système Acroflex®, la prothèse LP ESP® est la seule de sa catégorie à offrir un concept sans surface de frottement donc sans usure.

Certaines « arthroplasties discales » comportent deux articulations, comme la prothèse Charité®, d'autres une articulation principale entre un plateau et le polyéthylène fixé dans l'autre plateau, ce qui crée une interface secondaire « immobile » (Prodisc L®). Cette fixation comporte un risque car elle est sujette à l'usure par micromobilité à l'instar du « back-side wear », connu pour les arthroplasties de hanche ou de genou. Pour d'autres implants la deuxième interface stabilisée dans le plateau inférieur permet une mobilité « secondaire contrôlée » dont on ignore encore la durée d'efficacité et la tribologie exacte *in situ*.

L'objectif de la conservation de la mobilité est resté longtemps un rêve dans le domaine de la chirurgie du rachis. La dégénérescence discale reste encore le sujet de bien des controverses et l'arthrodèse lombaire conservera ses indications dans des domaines aussi divers que les traumatismes, les déformations et les grandes déstabilisations. Les profils d'indication favorable restent similaires à ceux de la greffe antérieure mini-invasive avec cage (ALIF). Le problème est de situer la place exacte de l'arthroplastie discale dans les étapes chronologiques de la prise en charge de la dégénérescence discale et d'évaluer ses avantages pour le patient aussi bien en termes de résultat clinique final que de rapidité de récupération fonctionnelle.

Références

1. White AA, Panjabi MM (1990) Clinical Biomechanics of the Spine, 2nd ed. Philadelphia: Lippincott
2. Gertzbein SD, Chan KH, Tile M *et al.* (1985) Moire patterns: an accurate technique for détermination of thé locus of the centres of rotation. J Biomech 18: 501-9
3. Pearcy MJ, Bogduk N (1988) Instantaneous axes of rotation of the lumbar intervertébral joints. Spine 13: 1033-41
4. Ogston NG, King GJ, Gertzbein SD *et al.* (1986) Centrode patterns in the lumbar spine: baseline studies in normal subjects. Spine 11: 591-5
5. Cunningham BW, Lowery GL, Serhan HA *et al.* (2002) Total dise replacement arthroplasty using the AcroFlex lumbar dise: a non-human primate model. Eur Spine J 11 Suppl 2: 5115- 23
6. Fernstrom U (1966) Arthroplasty with intercorporal endoprosthesis in herniated dise and in painful dise. Acta Chir Scand Suppl 357: 154-9
7. Urbaniak JR, Bright DS, Hopkins JE (1973) Replacement of intervertebral dises in chimpanzees by silicone-dacron implants: a preliminary report. J Biomed Mater Res 7: 165-86
8. Fassio B, Ginestie JR (1978) Discal prosthesis made of silicone: expérimental study and lst clinical cases). Nouv Presse Med 7: 207
9. Lee CK, Langrana NA, Parsons JR, Zimmerman MC (1991) Development of a prosthetic intervertébral disc. Spine 16(6 Suppl): S253-5
10. Husson JL, Korge A, Polard JL *et al.* (2003) A memory coiling spiral as nucleus pulposus prosthesis: concept, specifications, bench testing, and first clinical results. J Spinal Disord Tech 16: 405-11
11. Rousseau MA, Bradford DS, Bertagnoli R *et al.* (2006) Disc arthroplasty design influences intervertebral kinematics and facet forces. Spine J 6: 25
12. Guyer RD, McAfee PC, Hochschuler SH *et al.* (2004) Prospective randomized study of the Charité artificial disc: data from two investigational centers. Spine J 4: 252S-9S
13. Link HD (2002) History, design and biomechanics of the LINK SB Charite artificial disc. Eur Spine J. 11 Suppl 2: 598-S105
14. Cinotti G, David T, Postacchini F (1996) Results of disc prosthesis after a minimum follow-up period of 2 years. Spine 21: 995-1000
15. Lemaire JP, Skalli W, Lavaste F *et al.* (1997) Intervertebral disc prosthesis. Results and prospects for the year 2000. Clin Orthop Relat Res 337: 64-76
16. Tropiano P, Huang RC, Girardi FP *et al.* (2005) Lumbar total disc replacement. Seven to eleven-year follow-up. J Bone Joint Surg Am 87: 490-6
17. Huang RC, Girardi FP, Cammisa FP Jr *et al.* (2003) Longterm flexion-extension range of motion of the prodisc total disc replacement. J Spinal Disord Tech 16: 435-40
18. Hedman TP, Kostuik JP, Fernie GR, Hellier WG (1991) Design of an intervertebral disc prosthesis. Spine 16: S256-60
19. Mathews HH, Lehuec JC, Friesem T *et al.* (2004) Design rationale and biomechanics of Maverick Total Disc arthroplasty with early clinical results. Spine J 4: 268S-75S

20. Cobb AG, Schmalzreid TP (2006) The clinical significance of metal ion release from cobalt-chromium metal-on-metal hip joint arthroplasty Proc. IMech E 220: 385-98
21. Brown C, Fisher J, Ingham E (2006) Biological effects of clinically relevant wear particles from metal-on-metal hip prostheses Proc IMech E 220: 355-69
22. LeHuec JC, Kiaer T, Friesem T *et al.* (2003) Shock absorption in lumbar disc prosthesis: a preliminary mechanical study. J Spinal Disord Tech 16: 4046-351
23. Kim DH, Vaccaro AR (2007) History of disk replacement surgery 37-49. In Spinal arthroplasty Saunders
24. Gertzbein SD, Seligman J, Holtby R *et al.* (1985) Centrode patterns and segmentai instability in degenerative disc disease. Spine 10: 257-61
25. Enker P, Steffee A, Mcmillin C *et al.* (1993) Artificial disc replacement. Preliminary report with a 3-year minimum follow-up. Spine 18: 1061-70
26. Fraser RD, Ross ER, Lowery GL *et al.* (2004) AcroFlex design and results. Spine J 4: 245S-515
27. Bao QB, McCullen GM, Higham PA *et al.* (1996) The artificiel disk: theory, design, and materiels. Biomaterials 17: 1157-67
28. Errico TJ (2005) Lumbar disc arthroplasty. Clin Orthop Relat Res 435: 106-17
29. Cunningham B, Gordon J, Dmitriev A *et al.* (2003) Biomechanical evaluation of total disc replacement arthroplasty: an in vitro human cadaveric model. Spine 28S: 110-7
30. McAfee PC (2004) The indications for lumbar and cervical disc replacement. Spine J 4: 7775-1875
31. Delamarter RB, Fribourg DM, I<anim LE, Bae H (2003) ProDisc artificial total lumbar disc replacement: introduction and early results from the United States Clinical Trial. Spine 28: 5167-75
32. Bertagnoli R, Yue J, Sha RV *et al.* (2005) The treatment of disabling multi-level lumbar discogenic low back pain with total disc arthroplasty utilizing the ProDisc prosthesis. A prospective study with 2-year minimum follow-up. Spine 30: 2230-6
33. Bertagnoli R, Kumar S (2002) Indications for full prosthetic disc arthroplasty: a correlation of clinical outcome against a variety of indications. Eur Spine 11: 5731-6
34. Hallab N, Link HI, McAfee PC (2003) Biomaterial optimization in total disc arthroplasty. Spine 28: 139-52
35. Taksali S, Grauer JN, Vaccaro AR (2004) Material considerations for intervertebral disc replacement implants. Spine J 4: 231-8

Évaluation et réentraînement dans la lombalgie chronique

J. Vanvelcenaher et H. Delahaye

Résumé

L'évaluation des paramètres physiques du tronc a contribué à mieux préciser la physiologie de l'ensemble lombo pelvien.

Cette évaluation rationalise la prise en charge des lombalgies chroniques et plus largement des rachialgies mécaniques telles les scolioses des adultes ou les lombalgies des amputés.

Si l'approche des défauts de flexion globale du tronc par raideur et perte musculaire est actuellement satisfaisante, celle des défauts d'extension globale est encore trop sous-estimée.

Mots-clés

Rachialgies, isocinétisme, troubles musculo-squelettiques, réentraînement à l'effort.

Abstract

The physical assessment of the upper body contributes to understanding lumbopelvic physiology.

This assessment provides a guide for the management of chronic low back pain. It also permits the comprehensive management of other sources of low back pain, such as scoliosis and amputation.

Treating defects in upper body flexion (stiffness and muscle deficiency) has been widely satisfactory; the approach to overall flexibility, nonetheless, has been given little attention.

Keywords

Rachialgia, isokinetics, musculoskeletal disorders, work conditioning

Introduction

La prise en charge de la lombalgie chronique se conforme actuellement au schéma normal de toute rééducation. Argumentée par l'évaluation paramétrique et notamment physique du tronc, ce schéma comporte flexibilité, travail de la force, de l'endurance, de la coordination et développement des capacités fonctionnelles.

En effet, grâce à ces évaluations, la physiologie du dos est beaucoup mieux respectée : le partage lombo-pelvien est maintenant bien connu ; on sait mesurer les parts respectives d'amplitudes et d'extensibilité musculaire ; la prévalence sur le plan musculaire des extenseurs sur les fléchisseurs, la participation des rotateurs aux mouvements d'extension et l'endurance de la chaîne d'extension sont mesurables par les techniques isocinétiques.

Les termes de raideur, de perte de force, de coordination, les pertes fonctionnelles et l'inhibition musculaire et gestuelle sont devenus des termes familiers au bilan du tronc, des termes communs à tout bilan musculo-articulaire.

Le syndrome de déconditionnement caractérise donc le lombalgique chronique. Son traitement donne une alternative beaucoup plus satisfaisante que la gestion des douleurs ; cependant, pour être efficace, ce traitement doit prendre en compte les autres répercussions de la lombalgie : les répercussions sociales, professionnelles et identitaires.

En 2007, quel est l'état des lieux de l'évaluation du tronc ?

L'évaluation du tronc demeure la base de la prise en charge de la lombalgie chronique. Plus cette lombalgie paraît ancienne, intriquée, obscure et résistante aux traitements conventionnels, plus cette évaluation est nécessaire. Elle fournit des paramètres objectifs de l'état du patient et de son fonctionnement, compte tenu des douleurs éprouvées, de la peur de se blesser et du retentissement à long terme de cette attitude.

Elle rassure le patient qui est souvent culpabilisé par le caractère caché de sa pathologie et l'incompréhension vis-à-vis de son état. Elle explique par les déficits, la raideur et l'inhibition gestuelle, par l'incoordination et le manque d'endurance, les multiples exacerbations douloureuses qui émaillent les tentatives de reprise d'activité. Elle rassure d'autant mieux le patient si, en cours de prise en charge, ces paramètres s'améliorent. Elle guide le thérapeute, donnant des indices de récupération et de participation du patient. Elle permet d'affirmer le maintien des acquis à long terme.

La pratique de ces évaluations nous en cerne les limites

Cette évaluation n'a pas en soi de valeur absolue.

Autant une asymétrie droite et gauche aux tests isocinétiques de genou est significative à un seuil de 20 %, autant on ne peut affirmer un seuil de déficit caractérisant la lombalgie.

Les valeurs de référence sont des moyennes obtenues sur des populations indemnes de lombalgies.

Le syndrome de déconditionnement (inversion des ratios fléchisseurs extenseurs du tronc, déficit de 30 % des extenseurs à vitesse lente, de 30 à 50 % à vitesse rapide, déficit des rotateurs de 30 % quelles que soient les vitesses) est aussi une notion statistique obtenue sur une population lombalgique.

Seules les fluctuations sur un même individu sont des valeurs absolues ; la comparaison des valeurs physiques d'un individu par rapport à une référence moyenne n'est qu'un point de repère, une présomption de déficit.

Cette évaluation n'est donc pas un élément diagnostique. Elle constitue un examen complémentaire d'un bilan clinique et fonctionnel. Les sportifs, les travailleurs de force s'écartent volontiers des valeurs de référence (les populations de référence étant souvent sédentaires) ; un déconditionnement physique chez un tel individu peut le réduire et « l'écrêter » à un profil isocinétique apparemment normal.

L'évaluation physique complète est fondée sur un faisceau d'arguments (ancienneté de la lombalgie, caractéristique des douleurs éprouvées, absence d'autres diagnostics étiologiques, absence de solution chirurgicale, bilan clinique, appréciation du contexte socio-familial et professionnel et de l'historicité du sujet).

Ce faisceau d'arguments apportera le diagnostic de déconditionnement.

Cette évaluation n'est pas absolument indispensable

La lombalgie aiguë guérit quels que soient les traitements mis en œuvre dans 90 % des cas et en trois mois. La persistance de ces lombalgies à partir de la sixième semaine, en phase subaiguë, ne justifie pas d'évaluation mécanisée car la connaissance actuelle de la physiologie du tronc devrait rationaliser les bilans cliniques et les traitements habituels.

Seules les évolutions défavorables devraient amener à une étroite collaboration entre les médecins du travail, les médecins traitants et les rééducateurs, afin de dépister par des évaluations le risque d'installation du syndrome de déconditionnement et permettre d'intervenir avant le stade de la chronicité.

Quel éclairage nouveau peut-on apporter à la lecture des bilans isocinétiques du tronc ?

Ces bilans sont numériques et graphiques. Les valeurs numériques sont pratiques pour suivre un individu donné. Les graphes fournissent un instantané visuel du geste d'antéflexion et redressement, donnant une lecture des synergies musculaires mises en œuvre.

Lors du redressement, sur la courbe d'extension, le premier tiers représente le secteur pelvien, et en fin de course de redressement, le troisième tiers du tracé représente le secteur rachidien.

Réalisés en position debout, ces graphes sont d'aspect rectangulaire, quelles que soient les vitesses, et montrent une prévalence des extenseurs sur les fléchisseurs.

Dans le syndrome de déconditionnement, les déficits et les freinages liés aux influx nociceptifs et la peur de bouger désorganisent ces courbes. Les courbes ne sont donc plus rectangulaires, prenant un aspect polymorphe.

Cependant, un profil se reconnaît chez ceux qui présentent une surcharge articulaire postérieure liée à la majoration de la lordose, la majoration de l'antéversion pelvienne associée à une raideur des muscles sous-pelviens antérieurs (psoas iliaques et droits antérieurs) : le graphe de redressement paraît dans ces conditions caractéristique : il dessine en effet un « S couché » ; le premier tiers de la courbe de redressement (secteur sous-pelvien) est plus élevé que le dernier tiers (secteur rachidien).

Il est probable que l'antéversion pelvienne liée à la raideur sous-pelvienne antérieure et/ou à l'insuffisance musculaire des extenseurs sous-pelviens oriente précocement le rachis lombaire au-delà de sa position neutre, vers l'hyperlordose. Le « calage » rachidien sur les articulaires postérieures est souvent mal toléré, diminuant l'efficience musculaire spinale vers la fin de course de redressement et donnant cet aspect du graphique en « S » couché.

Ceci est particulièrement apparent chez ceux qui éprouvent sur le plan fonctionnel la « barre lombaire » lors des stations prolongées, debout, et des positions à plat dos ou à plat ventre, et qui sont soulagés en décubitus latéral dans la position en « chien de fusil ».

Bon nombre de patients présentent ainsi des défauts d'extension globale du tronc ; ceux-ci sont souvent négligés car les mesures des extensions partagées entre secteurs lombaire et pelvien sont plus difficiles à réaliser.

Il faut du moins systématiquement y penser devant les morphotypes cambrés en lombaire. De plus, les gestes de la vie courante et l'ergonomie ne sont pas faits pour favoriser les amplitudes d'extension qui se perdent volontiers au fil des ans, surtout au niveau pelvien, reportant ainsi beaucoup de contrainte en rachidien.

Le réentraînement aux efforts

Le rapport de l'Agence nationale d'accréditation et d'évaluation en santé en 2001 reconnaissait l'intérêt des méthodes dynamiques pour traiter les lombalgies chroniques. Elle précisait cependant qu'aucun programme ou aucun exercice ne faisait la preuve de sa supériorité.

L'efficacité de ces programmes fait état cependant de 80 % de succès (notamment le retour au travail) ; résultat durable. Cela mérite quelques commentaires :

Le réentraînement doit respecter quatre principes

- Ne pas considérer la douleur comme un critère d'efficacité du traitement mais plutôt l'état physique et fonctionnel du patient. La douleur est un mauvais guide car subjective. Les éléments fournis par les évaluations et les réévaluations sont objectifs et fidèles. L'amélioration des tests objective la récupération du patient et lui prouve que son état est réversible.
- Utiliser les stratégies dérivées du sport, de la médecine du sport et de la rééducation :

- stretching, travail musculaire analytique des groupes musculaires déficitaires, travail global non seulement du dos mais aussi des membres supérieurs, des membres inférieurs et de la condition cardiovasculaire, développement des gestes fonctionnels qui nécessite une utilisation normale du dos, respect des temps de récupération, respect de l'hydratation ;
- les stratégies du sport sont aussi utiles pour fixer les objectifs, restaurer la rythmicité, favoriser la dynamique de groupe et retrouver l'esprit de compétition.

– Traiter dans le même temps et de façon coordonnée chacun des aspects psychiques, socio-professionnels, en partenariat avec le milieu du travail, le médecin du travail, le psychologue, la famille du patient. Le morcellement des difficultés et leur abord simultané redonne au lombalgique la possibilité de redevenir acteur de sa propre évolution.
– Envisager le suivi du patient à moyen et long terme comme un élément du traitement (reconvocation à trois semaines, six mois, un an voire deux ans).

En effet, le lombalgique a besoin de savoir qu'il sera réévalué, qu'il pourra se repérer ultérieurement si des difficultés survenaient. La disponibilité de chaque partenaire dans cette forme de réseau consolide définitivement le résultat.

Respectant ces principes, les techniques de rééducation et les pratiques peuvent différer sans perdre d'efficacité, et s'adapter à des situations géographiques et des moyens de travail très différents parfois.

Conclusion

Quelles sont les perspectives de l'évaluation du tronc et des méthodes de réentraînement ?

La quantification des paramètres physiques du tronc demeure une base objective et informative très utile. Elle apporte une meilleure connaissance du fonctionnement de ce grand ensemble musculo-articulaire, rationalisant sa physiologie.

Elle a éclairé le domaine de la lombalgie commune chronique et ouvre d'autres voies intéressantes :

– la cervicalgie devrait bénéficier des mêmes quantifications et des mêmes principes de traitement que la lombalgie commune ;
– les auteurs commencent à explorer la scoliose adulte et son retentissement douloureux de la même façon.

Il apparaît un déficit des extenseurs, potentiellement lié à une atrophie musculaire des muscles des convexités rachidiennes.

– L'amputé d'un membre inférieur est également un lombalgique ; l'appareillage fémoral favorise l'hyperlordose, le flexum de moignon y participe et la chaîne d'extension sous-pelvienne est amoindrie. Ceci se retrouve à un moindre degré chez l'amputé tibial puisque les triceps appartiennent à la chaîne d'extension. Cette perspective devrait modifier les schémas rééducatifs incitant à un ré-entraînement spécifique.

Les activités physiques ou les activités posturales chargées ou intensives sont également pourvoyeuses de mal de dos et de douleurs projetées au niveau des membres, faisant le lit de troubles musculo-squelettiques. La pathologie des musiciens en est une illustration, ainsi que celle des opérateurs de saisie ou des personnels de secrétariat.

Le champ d'investigation est donc large et apportera encore des connaissances nouvelles sur les états d'équilibre musculaire, les ratios agonistes – antagonistes, les ratios excentriques– concentriques. Cela favorisera une approche plus physiologique encore et une prévention plus efficace de l'ensemble des rachialgies mais aussi des troubles musculo-squelettiques.

Références

1. Vanvelcenaher J, Delahaye H, Voisin P *et al.* (2007) Trunk isokinetics and amputation of the lower limbs. Isokinetics and Exercice Science 15: 5-8
2. Le Blay G, Atamaz F, Biot B *et al.* (2007) Isokinetic Findings in Scoliosis: Their relationship to clinical measurements and reliability studies. Isokineties ans exercice science 15: 23-8
3. ANAES (février 2001) Les appareils d'isocinétisme en évaluation et en rééducation musculaire : intérêt et utilisation

Sports et lombalgies

P. Vautravers

Résumé

Toute lombalgie survenant chez un sportif doit être soigneusement analysée pour en déterminer la cause. Les lombalgies « symptomatiques » et « viscérales » sont suspectées, de principe, devant quelques atypies de la symptomatologie. Les lombalgies mécaniques, dites communes, peuvent être démembrées en plusieurs tableaux cliniques tels que les pathologies discovertébrale, articulaire postérieure, musculaire ou liée à un syndrome myofascial...

À la lumière de la littérature et de son expérience personnelle, l'auteur étudie les mécanismes et les aspects cliniques et thérapeutiques controversés de la lombalgie du footballeur.

Mots-clés

Lombalgies mécaniques, sport, étiologie, tableaux cliniques.

Abstract

Low back pain in soccer players must be carefully assessed to determine its cause. Symptomatic, visceral low back pain is suspect when patients present with usual symptoms. Common, mechanical low back pain can be divided into several clinical entities, such as spondylolisthesis, zygapophyseal joint injuries, muscle lesions or myofascial pain syndrome.

Based on reported data and anecdotal experience, the author reviews the mechanisms and controversial clinical and therapeutic aspects of low back pain in soccer players.

Keywords

Mechanical low back pain, sport, etiology, clinical entities

Les rachialgies chroniques, en particulier les lombalgies, sont, en général, corrélées à une faible activité physique. Une activité physique modérée (loisir) épargne des lombalgies. Par contre, une intense activité sportive (compétition) augmente le risque, plus particulièrement dans certains sports (1, 2). Ce risque est fonction du nombre d'heures de sport, de l'âge de début, du niveau de compétition…

C'est la gymnastique qui arrive en première position des sports à risque. Les atteintes du rachis qui surviennent au football *(soccer)* sont rares et ne représentaient, en 1987, que 2 % des accidents déclarés aux Assurances mutuelles nationales des sports (3).

Une agression mécanique aiguë (macrotraumatisme) est retrouvée chez 46 % des jeunes rachialgiques. Les microtraumatismes, le « surmenage », l'hypersollicitation du rachis par des gestes agressifs et répétés se conjuguent souvent aux macrotraumatismes.

Les causes dites « organiques » et « symptomatiques » (infection, tumeur, pelvispondylite rhumatismale (20 % avant 20 ans) doivent impérativement être détectées par le corps médical. C'est la raison pour laquelle l'examen clinique complet avec interrogatoire précis – examen de la statique, examen des amplitudes rachidiennes, examen neuro-orthopédique des membres et examen segmentaire palpatoire du rachis – doit être systématique. L'examen clinique général (température, palpation et auscultation de l'abdomen, palpation des pouls et des fosses lombaires, etc.) doit être réalisé au moindre doute (4).

Maladie de Scheuermann

Affectant 20 % de la population générale, la maladie de Scheuermann est indiscutablement favorisée par l'activité physique intensive (5). Les lésions en imagerie sont plus fréquentes chez le sportif de haut niveau. Elles sont fonction de la dose d'entraînement, de l'âge de début et du sport pratiqué (gymnastique, haltérophilie, ski nautique, aviron…). Au football, les contraintes sont modestes sur le rachis dorsal. Le risque ultérieur de lombalgies chez les patients ayant eu une maladie de Scheuermann reste discuté ; l'hyperlordose lombaire sous-jacente est, sûrement, le facteur favorisant de ces lombalgies.

En cas de dorsalgies mécaniques survenant après l'effort, en période prépubertaire, l'aménagement sportif est conseillé en cas de discrète irrégularité des plateaux vertébraux à la radiographie standard de profil. En cas de cyphose dorsale avec cunéïsation débutante des plateaux et apparition de hernies intra-spongieuses, les sports à risque doivent être évités, mais pas le football. Quand la maladie est constituée, tous les sports doivent être arrêtés et un corset approprié doit être porté pendant six à dix-huit mois pour certains. Pour d'autres auteurs (6, 7), l'arrêt de l'activité sportive doit être exceptionnel et le corset, toujours prescrit, est enlevé pendant cette activité. La préférence doit être donnée aux sports en décharge. La rééducation est essentielle, visant à obtenir un assouplissement musculaire postérieur, un renforcement antérieur et un meilleur contrôle postural.

Scoliose

Si une scoliose évolutive grave (> 40°), en période prépubertaire et pubertaire, est une contre-indication à la pratique sportive, dans les autres cas, l'activité plus ou moins intense n'est pas défavorable à la stabilisation d'une scoliose, avec ou sans corset orthopédique (une à deux heures par jour). Une grande prudence doit être respectée dans les sports de contact, la gymnastique et le plongeon (8).

Lyse isthmique - Spondylolisthésis

La lyse isthmique qui atteint 5 à 6 % de la population générale est corrélée, en pratique sportive, avec la durée des entraînements, l'âge de début de l'activité sportive et surtout le type de sport (hyperextension et rotation). Selon les auteurs (9, 10), la lyse isthmique est constatée chez 63 % des plongeurs, 30 % des lutteurs, 30 % des gymnastes, 12 à 25 % des judokas… L'origine de la lyse isthmique est toujours plurifactorielle : fracture de fatigue d'origine microtraumatique, dysplasies locorégionale et corporéale, terrain héréditaire, hyperlordose lombaire. 85 % des lyses constatées en milieu sportif s'accompagnent d'un déplacement minime : spondylolisthésis de grade I de Meyerding. L'aggravation est rare pendant le sport sauf s'il existe une dysplasie locorégionale (11) et lors de certains sports aggravants (haltérophilie, gymnastique, judo, lutte, plongeon, saut en hauteur, saut en longueur, triple saut, saut à la perche…).

En cas de survenue de douleurs lombaires plus ou moins aiguës permettant le diagnostic précoce de lyse aiguë, confirmée par la scintigraphie osseuse et/ou l'IRM, on recommande l'arrêt de la pratique sportive associé à un traitement orthopédique (corset en légère cyphose - Boston) pendant trois à six mois. La reprise de l'activité sportive se fera à l'arrêt des douleurs en maintenant le port d'un corset. La guérison osseuse survient dans un tiers des cas et le retour au niveau antérieur dans 90 % des cas (7).

En cas de découverte fortuite d'une spondylolyse asymptomatique et/ou ancienne, associée ou non à un spondylolisthésis de grade I ou II avec absence de symptomatologie, il ne faut pas interdire la pratique sportive de loisir ou de compétition. Une surveillance radiographique de contrôle tous les six mois est recommandée chez le jeune. Cette spondylolyse n'est plus une contre-indication au professorat d'éducation physique et sportive. Pour la Fédération française de gymnastique, il s'agit d'une contre-indication aux structures et filières de haut niveau, sauf cas particuliers discutés au niveau de la Commission médicale nationale.

En cas de spondylolisthésis de grades II et III, symptomatique, le traitement est médical, classique, associé à une surveillance, mais les pratiques sont très controversées chez le sportif de haut niveau. Pour certains, le sport doit être arrêté et le corset porté six mois ; pour d'autres, il ne faut pas interrompre l'activité sportive et proposer une rééducation appropriée. Enfin, pour le listhésis de grade III, symptomatique, certains retiennent une indication chirurgicale mais les facteurs de décision sont très nombreux : niveau sportif, sport, enjeu professionnel, sexe, âge, puberté, état des disques à l'IRM, existence ou non d'une dysplasie +++. L'information du jeune sportif et de sa famille doit être complète et appropriée.

Discopathies

Mise à part l'avulsion du listel marginal postérieur chez l'adolescent, le déclenchement d'une discopathie protrusive par la pratique du sport n'est pas prouvé de façon évidente (12). Toutefois, les images de détérioration discale constatées à l'IRM sont plus fréquentes chez certains sportifs (gymnastes, nageurs-plongeurs…), avec la précocité de l'âge de début ainsi qu'avec une haute fréquence des entraînements. Des antécédents traumatiques sont constatés dans 50 % des cas (2).

Les discopathies protrusives avec fissure de l'annulus et migration plus ou moins importante du nucléus sont responsables de lumbagos, d'entorses discales et éventuellement d'une hernie discale. Chez le sportif plus ancien, le tableau clinique réalisé est plutôt celui d'une discopathie par insuffisance discale avec un tableau douloureux différent, plus chronique, postural…

Le traitement de ces discopathies n'est pas spécifique aux sportifs. L'arrêt de l'activité doit être bref, associé aux antalgiques, anti-inflammatoires non stéroïdiens, infiltrations, manipulations vertébrales. Les tractions lombaires sont d'un bon appoint. L'immobilisation courte dans un corset en résine associée à la rééducation peut aider le sportif. Une reprise trop précoce de l'activité physique sportive conduirait à la persistance de douleurs, dans la moitié des cas, dans la première année et dans certains sports (7). Chez le plus ancien, la discopathie peut entraîner l'arrêt de la pratique sportive et sa réorientation.

Dysfonctions vertébrales bénignes

Bloesch et Chantraine (13), en 1995, montraient que dans 85 % des cas, au football, aucun diagnostic étiologique n'est établi ; aucun signe de discopathie herniaire ou par insuffisance n'est constaté. Les lombalgies mécaniques sont, en pratique sportive, en particulier au football, très souvent multifactorielles, ne faisant l'objet d'aucune déclaration ni publication.

Ainsi de très nombreuses hypothèses étio-pathogéniques ont pu être élaborées concernant les muscles, les ligaments, les articulations inter-apophysaires postérieures, les disques, la statique, la posture, les sacro-iliaques, la bascule du bassin, etc. ; mais elles ne sont pas validées scientifiquement. Parmi elles, les dérangements intervertébraux mineurs (DIM) d'origine articulaire postérieure, lombaires bas ou dorso-lombaires, bien décrits par Robert Maigne (14), semblent être, empiriquement, constatés très fréquemment sur le terrain. Les syndromes myofasciaux (15) ou d'autres pathologies musculaires (syndrome du muscle piriforme, *strain-counterstrain* de Jones…) peuvent également être évoqués. Ces dysfonctions sont de véritables technopathies de certains sports, en particulier le football.

En effet, le football, sport asymétrique, comporte de nombreux macrotraumatismes (chutes, collisions, coups…) et des microtraumatismes ; ceux-ci se font en rotation du tronc (shoot, reprise de volée, entraînement) et sont responsables d'une souffrance articulaire postérieure et musculaire de la charnière dorso-lombaire. Les microtraumatismes en extension (shoot, amorti, tacle…) provoquent une souffrance lombaire basse, un syndrome facettaire. Ces micro- et macrotraumatismes peuvent survenir sur des rachis malformés avec cyphose dorsale ou spondylolisthésis préexistants. Les contraintes peuvent également être exagérées en raison de l'environnement (chaussures à crampons, terrain, activité professionnelle…). Enfin, le morphotype du footballeur est particulier, avec très souvent un déséquilibre musculaire, statique et/ou dynamique, entre la ceinture musculaire inférieure, hypertrophiée, et la ceinture musculaire supérieure, abdominale, insuffisamment développée.

Divers auteurs ont vérifié et mesuré l'athlétisation des membres inférieurs du footballeur par des méthodes isocinétiques. Oberg *et al.* dès 1986 (16), Rochcongar en 1988 (17), Amato en 2001 (18) constatent que le ratio isocinétique ischio-jambiers sur quadriceps (I/Q) est plus élevé que chez les sédentaires. Cette hypertrophie relative des ischio-jambiers serait liée, pour Amato, aux sprints courts sollicitant très intensément les ischio-jambiers, en mode concentrique lors de l'appui au sol et en mode excentrique lors de la frappe pour contrôler l'activité du quadriceps. Toutefois, l'évaluation par cette méthode (isocinétisme) reste très difficile et doit être nuancée en raison de très nombreux paramètres difficiles à contrôler (19).

Les conséquences pathologiques de cette athlétisation restent controversées. Pour certains (20), aucune corrélation entre les valeurs des balances musculaires et la pathologie n'a été constatée ; pour d'autres, inversement, des corrélations positives ont pu être établies entre les profils musculaires et la survenue de lombalgies (21). De même, des corrélations, plus certaines, ont été établies entre la raideur des muscles ischio-jambiers et du quadriceps et le risque de lésions musculaires (22).

Empiriquement, sur le terrain, l'hypertrophie des ischio-jambiers, muscles explosifs, très courts, peu compliants, hypoextensibles, est souvent responsable d'une pathologie musculo-tendineuse postérieure associée à des rachialgies musculaires voire discales. Inversement, un quadriceps et des adducteurs puissants et courts avec prédominance de la « chaîne musculaire d'extension » sont responsables d'une antéversion du bassin avec hyperlordose lombaire associée à un syndrome facettaire postérieur.

Enfin, l'insuffisance relative de la ceinture musculaire supérieure, abdominale, assure une mauvaise protection du rachis, un mauvais freinage des mouvements de rotation du tronc par les muscles obliques, favorisant ainsi les lombalgies par surmenage, articulaire postérieur ou musculaire, de la charnière dorso-lombaire (4).

Ces pathologies, souvent intriquées, sont bénignes. Les thérapeutiques manuelles, en particulier ostéopathiques, sont très utiles dans la prise en charge des footballeurs, à condition d'en respecter les règles draconniennes d'application, comme chez les non-sportifs (23), pour éviter les accidents (24).

La prévention reste fondée sur les étirements musculaires (stretching) précoces, adaptés, simples, ainsi que sur une limitation de la durée de l'entraînement chez les jeunes. Le renforcement musculaire doit être qualitatif et quantitatif, adapté à chacun et bien équilibré. La surveillance médicale doit être impérative tout au long du cursus.

Conclusion

La pathologie rachidienne douloureuse n'est pas au premier plan de la médecine sportive, en particulier dans certains sports comme le football. Ainsi, lors de la consultation de médecine du sport du Celtic de Glasgow, pendant la saison 2000, 127 footballeurs ont été pris en charge en 26 matchs : aucune lésion rachidienne n'a été constatée alors que un arrêt cardiaque a dû être traité et… 26 excès d'alcool ont été relevés (25) !

Références

1. Salminen JJ, Erkintalo M *et al.* (1995) Low back pain in young. A perspective three year follow-up study of subjects with and without low back pain. Spine 20 : 2101-8
2. Swärd L, Hellström M, Jacobsson BO *et al.* (1991) Disc degeneration and associated abnormalities of the spine elite gymnasts, a MRI study. Spine 16: 437-43
3. Coudurier J (1987) Sept années de traumatologie d'un club de football professionnel. Mémoire pour l'obtention du CES de médecine et biologie du sport, Créteil
4. Vautravers P (2004) Rachis et football. J Traumatol Sport 7: 90-9
5. Revel M (1995) Dystrophie rachidienne de croissance et sport. Rachis et Sport, Montpellier, Paris, Masson: 18-24
6. Micheli LJ (1983) Back injuries in soccers. Cl Sports Med 2: 473-84
7. Micheli LJ (1990) Back injuries in gymnastics. Sports Med 4: 85-93
8. Lavignolle B, Villateau J, Tremoulet Ph *et al.* (1995) Scoliose indiopathique et activités sportives. Rachis et Sport, Montpellier, Paris, Masson: 70-3
9. Hoschina (1980) Spondylolysis in athlets. Phys Sports Med 8: 75-9
10. Rossi F, Dragonis S (1990) Lumbar spondylolysis occurence in competiting athletes. Updated achievements in a serie of 390 cases. J Sports Med 30: 450-2
11. Roy-Camille R (1986) Spondylolisthésis – Conférences d'enseignement de la SOFCOT. Paris : Expansion Scientifique: 89-101
12. Mundt DJ, Kelsey JL *et al.* (1993) An epidemiologic study of sports and weight lifting as possible risk factors for herniated lumbar and cervical discs. Am J Sports Med 21: 854-60
13. Bloesch D, Pasquier Y, Chantraine A (1995) Recherche de dysbalances musculaires du rachis chez des sportifs d'élite : influence de la nature symétrique ou asymétrique du geste sportif. Rachis et Sport Montpellier ; Masson, Paris: 190-5
14. Maigne R (1989) Diagnostic et traitement des douleurs communes d'origine rachidienne. Paris, Expansion Scientifique Française: 1-516
15. Travell JG, Simons DG (1993) Douleurs et troubles fonctionnels myofasciaux. Traités des points détentes musculaires. 2 tomes. Bruxelles : Hang International
16. Oberg B, Moller M, Gillquist J, Ekstraud J (1986) Isokinetic torque levels for knee extensors and knee flexors in soccer players. Int J Sports Med 7: 50-3
17. Rochcongar P, Morvan P, Jan J *et al.* (1988) Isokinetic investigation of knee extensors and flexors in young french soccer players. Int J Sports Med 9: 448-50
18. Amato M, Lemoine F *et al.* (2001) Influence de l'âge et de l'activité sportive sur le profil isocinétique des muscles quadriceps et ischio-jambiers des jeunes sportifs gymnastes et footballeurs. Ann Réadapt Med Phys 44: 581-90
19. Rochcongar P (2004) Evaluation isocinétique des extenseurs et fléchisseurs du genou en médecine du sport : revue de la littérature. Ann Réadaptation Med Phys 47: 274-81

20. Grace TG, Sweetser ER, Nelson MA *et al.* (1984) Isokinetic muscle imbalance and knee – joint injuries. Bone Joint Surgery 66A (5): 734-9
21. Hartig DE, Henderson JM (1999) Increasing hamstring flexibility decreases lower extremity overuse injuries in military basic trainees. Am J Sports Med 2: 659-62
22. Witvrouw E, Danneels L *et al.* (2003) Muscle flexibility as a risk factor for developping muscle injuries in male professionnal soccer players. Am J Sports Med 31: 41-6
23. Vautravers P, Maigne JY (2000) Cervical spine manipulation and the precautionary principle. Joint Bone Spine 67: 272-6
24. Dupeyron A, Vautravers P (2003) Évaluation de la fréquence des accidents liés aux manipulations vertébrales à partir d'une enquête rétrospective réalisée dans quatre départements français. Ann Réadapt Med Phys 46 (1): 33-40
25. Crawford M, Donelly J *et al.* (2001) Br J Sports Med 35: 249-50

Le rôle de l'expert judiciaire dans l'évaluation de la lombalgie post-traumatique

J. Carzon

Résumé

L'expertise judiciaire médicale répond à des critères précis sur le plan juridique. L'expert, auxiliaire du juge, doit répondre de façon précise aux questions posées dans la mission qui l'a désigné.

Le bon déroulement de l'expertise est primordial pour la victime qui doit être dans un climat serein.

La lombalgie post-traumatique se heurte à des problèmes particuliers du fait de sa grande fréquence en dehors des accidents corporels. Les liens de causalité devront être affirmés tout comme l'état antérieur pris en compte dans l'évaluation.

L'expert doit être impartial et agit en son âme et conscience.

Mots-clés

Lombalgie post-traumatique, expertise judiciaire.

Abstract

Medical expert witnesses meet precise legal requirements. As an assistant to the judge, the medical expert must respond precisely to questions related to specific aspects of the designated case.

The proper disclosure of expert testimony is crucial to the victim, who must experience a calm, controlled environment.

Post-accident low back pain runs into specific problems because of the high frequency of low back pain unrelated to physical accidents. Causal links must be confirmed, just as the victim's prior condition must be taken into consideration in the evaluation.

The medical expert must be impartial and gives testimony to the best of his or her knowledge and belief.

Keywords

Post-accident low back pain, expert witnesses

Le juge, lorsqu'il doit traiter une affaire spécialisée, notamment médicale, prend l'avis d'un médecin expert pour rendre sa décision. L'expert désigné est normalement inscrit sur la liste des experts près la cour d'appel du ressort du tribunal, où sont détaillées toutes les spécialités.

L'expert judiciaire est donc un auxiliaire du juge.

Il est désigné pour renseigner le juge sur des éléments objectifs concernant l'état médical d'une personne victime d'un accident.

Il répond point par point aux questions posées par le juge dans la mission qui le désigne.

Il donne un avis au juge mais celui-ci n'a jamais l'obligation de le suivre.

L'expert judiciaire est un médecin qui doit avoir, outre ses compétences médicales, des notions juridiques entourant l'expertise et une solide connaissance de l'évaluation des séquelles traumatiques.

Il doit être impartial et le montrer à la victime, instaurant ainsi une relation de confiance. Cette relation est indispensable au bon déroulement d'un examen d'expertise médicale. L'expert doit tout faire pour établir un dialogue naturel, mais il ne doit jamais faire preuve de complaisance envers la victime.

Le déroulement de son action, après la désignation par le juge, répond aux règles du contradictoire (expertise civile). Toutes les parties intervenantes sont prévenues du déroulement des opérations et doivent avoir à leur disposition toutes les pièces concernant l'affaire. Il appartient donc à l'expert de respecter le contradictoire.

Toutes les informations qui concernent l'expertise seront transmises à toutes les parties, avant, pendant, voire après l'expertise, mais avant le dépôt du rapport. Les convocations doivent être envoyées en recommandé avec accusé de réception.

Déroulement

Nous l'avons vu, un climat de confiance doit s'instaurer entre la victime et le médecin expert, et son impartialité doit être reconnue par tous.

Généralement, assistent à l'expertise le médecin-conseil d'assurance de la victime (ou son propre conseil médical), le médecin-conseil d'assurance du responsable des faits, et, de plus en plus fréquemment, les avocats des parties.

Les avocats participent aux débats mais ne peuvent pas assister à l'examen clinique.

Il est normalement prévu que toutes les pièces médicales détenues par la personne accidentée soient transmises à l'expert et à ses contradicteurs avant la réunion d'expertise. Malheureusement ceci est rarement effectué.

Avant de commencer l'expertise, l'expert rappelle qui l'a désigné, le pourquoi de l'examen et ses conséquences.

L'examen

L'interrogatoire

L'examen doit débuter par un interrogatoire très précis qui va apprécier les antécédents médicaux de la victime, en insistant sur tous les éléments touchant de près ou de loin le rachis lombaire (antécédents médicaux voire chirurgicaux concernant la pathologie lombaire).

Ne seront retenus dans le rapport final que les éléments ayant un rapport direct et certain avec le fait accidentel qui nous occupe. Le secret médical doit toujours être respecté.

Les antécédents sont importants à détailler, surtout en matière de lombalgies, car il est exceptionnel de trouver une personne qui n'a jamais eu mal au dos ou qui n'a jamais présenté de lombalgie aiguë. Il conviendra donc paradoxalement de traiter avec prudence les personnes affirmant être indemnes de tout problème lombaire avant les faits.

Les activités professionnelles et d'agrément de la victime au moment des faits seront détaillées (certaines activités professionnelles et/ou sportives peuvent avoir des répercussions sur les pathologies lombaires). Ces éléments serviront au juge dans l'établissement du préjudice d'agrément.

Suivra une description précise du fait accidentel et le déroulement le plus précis possible de l'histoire de la lombalgie post-traumatique (hospitalisation, traitement médical, traitement chirurgical, hospitalisation en centre, rééducation en externe,...) entre le fait accidentel et l'examen d'expertise.

Seront présentés les différents certificats, le certificat médical initial (CMI) qui est primordial (c'est le document qui précise les lésions initiales constatées dans les suites de l'accident), les comptes-rendus d'hospitalisation, opératoires, les arrêts de travail, les différentes ordonnances.

L'interrogatoire se termine par les doléances présentées par la victime au jour de l'examen.

Il faudra demander et prendre connaissance de tout le bilan radiologique concernant le rachis lombaire, même très antérieur au fait accidentel.

Le rappel des faits

Quel que soit le type d'accident de la circulation (voiture, moto, piéton...) ou domestique (glissade dans une grande surface, chute d'un lieu élevé...), il conviendra autant que possible de détailler le mécanisme lésionnel et ses conséquences.

Il faudra faire la différence entre un polytraumatisme avec lésion vitale passant au premier plan, les contusions rachidiennes étant dans ce cas de découverte secondaire, et le traumatisme lombaire isolé.

Dans le cas, par exemple, d'un accident de voiture, il est important de demander la direction du choc, les répercussions physiques immédiates, les localisations des douleurs initiales et leur intensité, la notion du port de la ceinture de sécurité, si l'airbag s'est –ou non– déclenché.

Dans les suites immédiates, savoir si la personne a pu sortir seule du véhicule et quelles ont été ses activités (transport immédiat par les secours aux urgences ou rédaction du constat amiable), recueillir si possible la description des gestes initiaux réalisés. Il est important que l'expert ait connaissance du rapport réalisé par le service d'urgence, du rapport de l'éventuelle hospitalisation et les traitements prescrits.

Par la suite, savoir dans le détail quelle a été l'évolution du syndrome douloureux, sa prise en charge thérapeutique, la nécessité d'aides humaines et /ou techniques, la nécessité ou non de consulter en milieu spécialisé.

Enfin, faire décrire la prise en charge rééducative, la durée de l'évolution, l'importance de l'imagerie, la durée des arrêts de travail.

L'évolution sur le plan douloureux fonctionnel et professionnel sera détaillée. Enfin, seront consignées toutes les doléances actuelles, en détaillant de la façon la plus précise les répercussions du fait accidentel. Les doléances seront retranscrites en l'état, selon les dires de la victime.

Elles sont purement déclaratives et correspondent au vécu de la victime. L'interrogatoire est donc très précis. Il peut être mal vécu par la personne examinée qui peut avoir l'impression que, bien que victime, l'on mette en doute ses dires.

Là encore, l'expert doit réaliser cette première partie avec tact en donnant des explications précises.

L'examen clinique

L'examen clinique du lombalgique reste assez stéréotypé, il va se faire successivement en station debout puis allongée, et permet d'étudier la statique et la dynamique.

Seront notés, en charge, les éventuels troubles statiques, les inégalités de longueur des membres inférieurs, les notions de valgus ou varus des genoux et des chevilles, la statique des pieds.

Les mobilités du rachis seront appréciées et mesurées dans toutes les directions en utilisant les tests de Schöber, la distance mains-sol, les inclinaisons latérales et les rotations, en notant les répercussions et les douleurs provoquées.

Il est demandé ensuite d'effectuer une marche sur place à la recherche de contracture des muscles paravertébraux, une marche sur pointes et sur talons de façon assez prolongée pour démasquer un éventuel syndrome déficitaire.

En décubitus dorsal sont mesurés les membres inférieurs (distance EIAS-malléole externe par exemple), une éventuelle amyotrophie des membres inférieurs.

L'élévation jambe tendue permettra de démasquer des réactions douloureuses lombaires, les raideurs musculaires et de noter un signe de Lasègue.

En cas de signe de Lasègue positif, des contre-épreuves seront effectuées.

Un examen neurologique périphérique est effectué sur les plans moteur, réflexe et sensitif.

Cet examen se termine par la palpation locale et à distance du rachis dorsal et lombaire qui permet d'apprécier la trophicité locale cutanée et musculaire, de rechercher les éventuelles contractures et de noter les niveaux douloureux articulaires, musculaires, ligamentaires. Il est important en cas de douleurs, de répéter les palpations pour rechercher des modifications de localisation.

Les examens complémentaires

L'ensemble du bilan radiologique sera ensuite étudié en notant bien les dates de réalisation (les radiographies doivent bien coïncider avec les données de l'interrogatoire).

Il n'est pas rare de se retrouver avec plusieurs scanners et plusieurs IRM ce qui fait, avec les radiographies simples, de nombreux documents à examiner. On prendra également connaissance des résultats des éventuels électromyogrammes.

La partie médico-légale

Au terme de cet examen l'expert fait une synthèse pour les avocats.

La parole est ensuite donnée aux parties et leurs observations seront colligées dans le rapport final.

Sans entrer dans le détail de toutes les questions qui sont posées à l'expert, il est intéressant de s'attarder sur quelques points précis comme le lien de causalité et l'état antérieur.

L'expert peut être confronté aux conséquences d'un traumatisme (accident de la circulation, par exemple) survenu dans le cadre d'un accident du travail.

Le lien de causalité

Il est demandé à l'expert d'affirmer la relation de causalité entre le fait accidentel et les lombalgies post-traumatiques.

Pour cela, seront pris en compte un certain nombre d'éléments tels que : la violence du choc initial, sa direction, les sensations douloureuses immédiates ressenties par la victime, le compte-rendu des secours confirmant les lombalgies immédiates, la prise en charge médicale du traumatisme lombaire, l'étude des traitements médicaux et/ou chirurgicaux effectués.

Seront traités avec prudence les chocs légers, la notion d'un intervalle libre de plusieurs jours entre le fait accidentel et l'apparition des premières douleurs (supérieur à deux jours).

Les modifications secondaires et les variations dans la rédaction des certificats médicaux devront être étudiées de façon précise, pour pouvoir rattacher de façon directe et certaine ces éléments au fait accidentel. L'expert sera ici strictement descriptif.

Autre point important : y a-t-il une concordance entre les allégations de la victime sur les répercussions de son accident et les données de l'examen clinique réalisé de façon objective ?

C'est le cœur du problème lors d'une évaluation des traumatismes du rachis. Les allégations sont parfois démesurées et il ne faut pas oublier que la recherche d'un bénéfice secondaire est toujours possible.

L'expert appréciera donc en son âme et conscience et détaillera de façon précise toutes les incohérences qu'il pourrait retrouver, afin que le juge ait le maximum d'éléments pour rendre sa décision. En particulier, il devra être très précis pour expliquer par exemple en quoi la durée de l'arrêt de travail prescrit est disproportionnée par rapport aux conséquences objectives de l'accident.

L'état antérieur

Le dernier écueil concerne l'état antérieur, souvent minimisé.

Comment indemniser des victimes qui ont été traitées depuis des années pour des lombalgies qui se sont aggravées du fait de l'accident qui nous occupe, des patients présentant des hernies discales à l'imagerie, traités avec de bons résultats médicalement et se plaignant d'aggravation dans les suites de l'accident ?

Dans tous les cas de figure, on évalue le déficit au moment de l'expertise.

Pour l'état antérieur, on reprend l'interrogatoire, les différents traitements et l'évolution des troubles.

On tente de chiffrer le déficit avant l'accident. On pourra par la suite faire la différence entre cet état antérieur et les données de notre examen clinique.

Il est posé à l'expert la question de savoir comment aurait évolué cet état antérieur en l'absence du fait accidentel. C'est une question à laquelle il est très souvent difficile de répondre.

L'accidenté du travail

Les difficultés de l'expertise seront plus grandes en cas de dommage corporel entrant dans le cadre d'un accident du travail.

L'accident du travail est en effet considéré par le salarié comme un système de protection qui devrait être intégral. Il souhaite donc une réparation complète de son accident puisqu'il est reconnu que son travail et son employeur en sont les responsables.

Il y a souvent dans ces cas une majoration fonctionnelle avec désir conscient ou inconscient d'obtenir des bénéfices secondaires de cet accident du travail.

Les répercussions psychologiques de l'atteinte rachidienne étant plus fortes que dans les autres atteintes en accident du travail, les conséquences fonctionnelles et douloureuses seront plus marquées.

La couverture en accident du travail est un excellent système quand la pathologie est peu invalidante, que l'arrêt de travail est de courte durée et que les séquelles sont légères (incapacité permanente partielle < 10 %).

De même, si la pathologie est très grave laissant présager des séquelles majeures justifiant une incapacité permanente partielle supérieure à 66 %, la couverture sociale et pécuniaire sera honorable.

A contrario, entre ces deux cas extrêmes, une évolution longue en accident de travail pourra être catastrophique pour l'assuré.

Il risque en effet d'entrer dans une spirale infernale que tout le monde connaît. Après échec des différents traitements médicamenteux, des infiltrations, des immobilisations, il présente une aggravation, qu'il soit ou non opéré.

Il présente alors une chronicisation de ses douleurs avec retentissement psychique, il développe un esprit de revendication contre le système, la Sécurité Sociale et la société en général. Il peut s'ensuivre une désinsertion professionnelle et même sociale.

L'expertise judiciaire dans ces cas de double indemnisation, en droit commun et en accident du travail, devient donc très compliquée. C'est dans ces cas que l'on observe souvent des durées d'arrêt d'activités démesurées, des répercussions psychologiques importantes, parfois des conséquences familiales et professionnelles majeures.

La rédaction du rapport

L'expert judiciaire, dans son rapport, doit s'attacher à faire une description précise et détaillée, en employant un langage compréhensible et sortant de l'ésotérisme médical.

Il n'appartient pas au médecin expert de juger les conséquences de l'accident sur les différents postes de préjudice. Il va, dans ses conclusions, donner un avis, qui sera un avis d'orientation.

Dans le cas, par exemple, d'un préjudice de souffrance, il lui appartient de détailler de façon précise, depuis le fait accidentel jusqu'à la consolidation, les différents éléments pouvant entrer dans le cadre de ce préjudice : l'hospitalisation, la ou les intervention(s) chirurgicale(s), l'immobilisation, les différents traitements institués, la notion de prise en charge rééducative, en prenant soin de noter leur durée, le nombre de séances, etc.

C'est à partir de ces énumérations et de ces éléments précis que le juge suivra ou non l'expert dans la fixation de ce préjudice.

Dans les cas difficiles de la nécessité d'une tierce personne, question souvent soulevée par les avocats, heureusement exceptionnelle dans la lombalgie post-traumatique, l'expert doit décrire de façon précise les aides nécessaires dans une journée et leur durée, et le juge appréciera à partir de ce descriptif.

Conclusion

Le rôle de l'expert judiciaire est délicat dans le cadre médical de l'évaluation des conséquences d'un traumatisme à l'origine de lombalgies.

Il doit suivre les règles juridiques pour que le déroulement de l'expertise respecte le principe du contradictoire.

Le déroulement de l'examen nécessite de la part de l'expert beaucoup de tact, de patience, pour que la victime, souvent impressionnée par l'environnement et le déroulement des opérations de l'expertise, se sente dans un climat de confiance pendant toutes les phases de l'expertise.

L'expert doit, dans son rapport, rendre compte des observations des parties et y répondre.

Sa rédaction doit être simple, la plus complète possible et compréhensible par tous (il ne faut pas hésiter à être explicatif).

Il doit répondre de façon précise et détaillée aux questions posées par le juge, en donnant un avis qui ne sera que d'orientation.

Dans le cadre de la lombalgie, pathologie fréquente en dehors des accidents, la difficulté de l'expert apparaît pour affirmer ou non le lien de causalité du fait accidentel et pour apprécier le rôle d'un éventuel état antérieur dans les conséquences de l'accident.

La lombalgie. Aspect pratique médico-légal - Le rôle de modérateur du médecin-conseil de blessé

B. Dreyfus

Résumé

Cet article traite du rôle du médecin-conseil ou médecin de « recours » du patient lombalgique. Il précise l'esprit et le cadre médico-légal dans lequel il intervient. Il est assimilé à ce titre à un médecin modérateur. Tout en respectant la déontologie médicale, il conseillera de façon objective la victime sur les différents litiges relatifs dans ce contexte d'atteintes lombaires. Il s'agit, en général, de l'évaluation de l'importance des séquelles, de l'imputabilité à l'accident des séquelles observées, des conséquences professionnelles et extraprofessionnelles et de la notion de consolidation.

Mots-clés

Médecin conseil de blessé, médecin de recours.

Abstract

This article discusses the role of consulting or primary physicians treating patients with low back pain. It describes the perspective and medico-legal framework in which these physicians intervene. They serve in the capacity of medical moderators. While adhering closely to accepted medical ethics, they provide objective advice to the victim on the various related lawsuits within the context of low back pain. This generally involves the evaluation of the extent of sequelae, the imputability of sequelae observed at accidents, professional and other ramifications, and the notion of consolidation.

Keywords

Consulting physician of victim, primary physician

Le rôle de modérateur du médecin-conseil de blessé en général

Si, à la dénomination actuelle de « médecin de recours », il a été préféré celle de « médecin-conseil de blessés », c'est que le mot « recours » suggère une connotation contentieuse trop marquée. Le mot « conseil » est par contre le mot-clé qui doit faire comprendre l'intérêt de consulter un spécialiste librement choisi avant d'entreprendre des démarches. En effet, l'intervention du médecin-conseil de blessés doit être préalable à toute expertise.

Dans tous les domaines d'intervention du médecin-conseil de blessé, l'analyse personnelle de ce praticien indépendant et librement choisi aboutira à un conseil, et doit permettre au consultant de prendre une décision motivée en toute connaissance de cause.

Le libre choix d'un médecin-conseil, et le capital confiance que cela comporte, vont permettre cet échange d'idées entre un « sachant » et son interlocuteur.

La rigueur, l'éthique, mais aussi la déontologie de ce médecin-conseil seront donc garants du « bon conseil ». Il doit certes être un conseil mais pas un complice. De ce fait, il saura se récuser si le consultant persiste dans une ligne qui ne respecte ni l'éthique, ni la vérité, ni la probité. Le poids du « conseil » est donc considérable dans le suivi et l'acceptation d'un dossier.

Des demandes non justifiées, des actions en justice ou en arbitrage peuvent être récusées par ce médecin-conseil, mais les raisons de ce refus en seront expliquées oralement pendant l'entretien, seront motivées par des arguments médico-légaux précis et confirmées par un écrit. Il pourra répondre en tant que spécialiste en évaluation du dommage corporel à toutes les diverses questions qui peuvent se poser.

Ainsi le conseil éclairé de ce « sachant » doit permettre une prise de décision en toute connaissance de cause. Le patient est toujours le seul véritable décideur de l'avenir de son dossier.

Dans beaucoup de dossiers de droit commun, les conclusions prises par les médecins conseils de sociétés d'assurances ou de la Sécurité sociale ne sont pas contestables.

Le « conseil » n'aboutira donc pas dans tous les cas au « recours ». C'est en cela que le rôle de médecin-conseil de blessé se confondra avec celui d'un modérateur.

En effet, pourquoi engager un contentieux si « le jeu n'en vaut pas la chandelle », si le résultat qui peut être éventuellement obtenu n'est pas suffisamment significatif par rapport aux frais engagés ?

Les litiges particuliers aux atteintes lombaires

Différentes causes de litiges peuvent apparaître dans les dossiers de traumatismes lombaires. En effet :

- l'importance des séquelles n'est pas toujours proportionnelle aux lésions anatomopathologiques initiales, que ce soit fracture, luxation, entorse ou simple traumatisme lombaire ;

- des discussions constantes existent concernant l'imputabilité à l'accident des séquelles observées, compte tenu d'un état antérieur connu ou latent. Les clichés initiaux révèlent souvent une arthrose manifeste ou une malformation congénitale dont le blessé déclare ne jamais avoir souffert antérieurement. La notion d'état antérieur est donc une source de conflits permanents dans ces dossiers de lombalgies post-traumatiques ;
- les conséquences professionnelles sont parfois bien plus importantes que le retentissement dans les actes de la vie quotidienne extraprofessionnelle. Les lombalgies répétitives, empêchent d'effectuer certaines activités indispensables pour tel ou tel travail, entraînent des répercussions plus importantes que celles révélées par les simples lésions initiales et les constatations expertales. Mettre l'intéressé en situation de travail est pratiquement impossible. Le dépistage d'une majoration ou d'une simulation est très difficile. *A contrario*, la sévérité excessive peut aussi malheureusement ne pas tenir compte de troubles réels très invalidants et entraîner des répercussions psychologiques importantes. Le blessé, convaincu de son bon droit, de la réalité de sa gêne quotidienne, n'accepte pas le refus par les experts des troubles qu'il ressent et devient alors agressif et revendicateur ;
- la notion de consolidation est assez difficile à déterminer et à faire accepter par le blessé. Les traitements kinésithérapiques sans fin, multiples, itératifs, les manipulations et crénothérapies, etc., ne peuvent pas, souvent, être prises en charge malgré des prescriptions régulières de confrères;
- *a contrario*, l'absence totale de traitements, de prescriptions d'antalgiques ou de ceintures-lombostats, de constats de la médecine du travail, sont des éléments révélateurs importants dans la décision à prendre par l'expert ;
- les discussions sur l'imputabilité d'une arthrose post-traumatique sont nombreuses. Les critères d'imputabilité sont connus des spécialistes : lésions très localisées, absence d'atteinte antérieure sur les clichés initiaux, évolution rapide dans les trois mois suivant le traumatisme, etc. ;
- les répercussions psychologiques sont fréquentes, ainsi que les réactions de contestations répétées devant la non-acceptation d'un lien de causalité douteux, alors que le blessé, très sincèrement, rattache les séquelles qu'il présente à l'accident en cause.

Le rôle de modérateur du médecin-conseil de blessé dans les lombalgies

Ce rôle de modérateur incombe aux médecins-conseils de blessés.

La phase de préparation du dossier, de recherches, d'écoute et d'explication du cadre juridique, de renseignement sur les contraintes législatives appliquées au cas particulier, est essentielle.

Ces informations permettent de mieux faire comprendre et faire accepter par le patient les propositions faites, et ainsi de dépasser ce cap contentieux. Un trop grand décalage entre les professionnels de santé et les usagers de la médecine est très souvent occasionné par de simples incompréhensions mutuelles et par un manque d'explications claires et précises.

Conclusion

Des conseils éclairés et intelligibles, délivrés par un médecin-conseil indépendant librement choisi par le patient, lui permettront de prendre la décision d'ouvrir ou non un contentieux en tant qu'individu responsable et averti. Ils éviteront ainsi de multiples contestations inutiles, au plus grand bénéfice de tous.

Mise en page : Graficoul'Eure (27)

Achevé d'imprimer sur les presses de l'Imprimerie BARNÉOUD
B.P. 44 - 53960 BONCHAMP-LÈS-LAVAL
Dépôt légal : mai 2007 - N° d'imprimeur : 705026
Imprimé en France